SCHWANGER GEHEN

60 Fotogeschichten

Rebekka Kaufmann

SCHWANGER GEHEN

60 Fotogeschichten

Mit einem Text von Renée Zucker

Nicolai

Fotos und Texte:
Rebekka Kaufmann

Gestaltung:
Sven Jaschurek,
GKM Werbeagentur GmbH, Berlin

Reproduktion:
Bildpunkt, Berlin

Druck:
Medialis Offsetdruck GmbH, Berlin

Printed in Germany
ISBN 3-87584-660-5

Inhalt

Rebekka Kaufmann

Aus dem Bauch heraus

Spielt man mit dem Gedanken, sich einen Hund zu kaufen, sieht man in der Stadt fast nur noch Leute mit Hunden. Ist man schwanger, sieht man nur noch Mütter mit Babys in Kinderwagen und guckt entzückt hinterher, und manchmal denkt man auch: Wäre es doch schon so weit.

Als bei mir ein Fotobuch über Schwangere zur Idee wurde und mich schwangere Frauen mit ihren Schicksalen beschäftigten, sah ich nur noch Schwangere. Beinahe zufällig kamen einige Frauen aus meinem Freundeskreis auf mich zu, um sich von mir in der Schwangerschaft fotografieren zu lassen. Was zuerst fast nebenbei im Studio entstand, entwickelte sich nach kurzer Zeit zum Leitgedanken - ich mache dieses Buch.

Ideen hat man viele, die wenigsten lohnen realisiert zu werden, oder man stellt fest, sie wurden schon hundertfach von anderen umgesetzt. Aber diesmal war es anders: Bisher hatte sich niemand an diese Thematik herangetraut, die so viel Engagement und Zeit brauchte - vielleicht aus eben diesen Gründen. Ich wollte mir diese Zeit nehmen, denn ich hatte gerade mein Studio verkauft, um mich noch mehr um meine Kinder kümmern zu können. Das machte mich frei für das Buch, das Projekt schien mir überschaubar, und ich konnte mir meinen Wunsch erfüllen - eine freie Arbeit, nur von mir realisiert, ohne Einfluß von Kunden und Artdirektoren aus der jüngsten Vergangenheit.

Die Schwangere ist schön und unantastbar..., aber ich hatte auch eigene Erfahrungen, die tiefer gingen, und eben diese Tiefe wollte ich bei den fotografierten Frauen festhalten: Ich wollte Frauen fotografieren, wie sie im Leben stehen, aus unterschiedlichsten Schichten, mit unterschiedlichsten Ansichten, und doch die Verbindung zwischen allen sichtbar machen. Ich war offen für all das, was auf mich zukam. Das Thema war zwar eindeutig, aber all das war ein fließender Prozeß, und ich ließ jede einzelne Frau sich so darstellen, wie sie sich sah - ohne sie zu beeinflussen.

Und doch waren meine Gedanken längst nicht ausgereift, obwohl ich sie schon seit meiner zweiten Schwangerschaft in mir trug. Wie ein Maler, der sein Werk noch nicht kennt, wenn er seinen ersten Punkt setzt, begann ich, alles wirken zu lassen und legte mich nie wirklich fest. Ich war einfach nur neugierig auf all das, was mich in den Gesprächen erwarten könnte. Die Idee reifte, mehr zu machen als nur einen Bildband - die Textidee entstand und wurde für mich ebenso so wichtig wie das Foto selbst.

Ich hatte vor, mein Buch innerhalb eines Jahres abzuschließen und herauszugeben. Dieser Zeitplan wurde zunehmend unrealistisch, denn in den Interviews, die ich machte, entwickelte sich eine ganz neue Art der Arbeit: Die Interviews waren anfangs nur dazu gedacht, die Frauen kennenzulernen und dabei herauszufinden, in welcher Umgebung sie fotografiert werden wollten, denn das war für mich die Philosophie des Buches: Die Frauen selbst bestimmen das Foto - das Wie, Wann und Wo. Diese Gespräche regten mein Interesse jedesmal aufs neue an, denn die Frauen öffneten sich nach kurzer Zeit und erzählten ihre Lebensgeschichte. Manchmal wußten wir schon während des Erzählens, wie das Foto aussehen mußte, und manchmal ging ich nach Hause und wartete auf den Rückruf, bei dem sie mir dann fast plastisch das Bildmotiv beschrieben.

Ein Bildmotiv aber hatte ich mir selbst in den Kopf gesetzt: Jeanne-Claudes & Christos verhüllten Reichstag. Aber keine der Frauen hatte auch nur den geringsten Bezug dazu. Kurz vor Beendigung des Spektakels - es fehlten noch drei Tage, und ich dachte schon nicht mehr im Traum daran, daß es klappen könnte - meldete sich nach einer von mir im TIP geschalteten Anzeige eine Frau mit rauher, erotisch klingender Stimme und kam schnell zur Sache: Sie hätte nicht mehr viel Zeit, der Entbindungstermin sei in den nächsten Tagen, und das Interview könne man ja hinterher machen. Für sie käme nur der verhüllte Reichstag in Frage, vor dem sie sich singend ausziehen wolle. Wie sich herausstellte, war sie Punksängerin und nur zu verrückten Fotos bereit - also genau das, wonach ich schon seit Wochen suchte.

Auch diese Geschichte war so spannend und interessierte mich so sehr, daß ich sie in voller Länge aufschrieb und später wie alle anderen Geschichten in der Essenz festhielt.

Es fiel mir jetzt nicht mehr schwer, auf die schwangeren Frauen zuzugehen und sie auf das Projekt neugierig zu machen. Nach vielen Gesprächen mit befreundeten Frauenärzten und Hebammen wurde mein Vorhaben konkret. Sie halfen mir, die Frauen zu finden und motivierten mich, an der Idee festzuhalten. Die Ärzte gaben meine Visitenkarte an Schwangere weiter, und die Hebammen luden mich zu ihren Vorbereitungskursen ein, damit ich dort erzählen konnte, was ich vorhatte. Zusätzlich inserierte ich in Stadtmagazinen, um auch so Kontakt zu den Frauen zu finden. Nach kurzer Zeit entwickelte sich eine Eigendynamik, die mich immer mehr von meinem Vorhaben überzeugte.

Ein großer Teil der Vorbereitungsgespräche fand am Berliner Winterfeldtplatz statt, in einer für alle zentral gelegenen Kneipe mit dem kuriosen Namen „Mutter" - leicht zu finden, wie mir eine schwangere Freundin versicherte, weil davor stets eine Reihe Kinderwagen stünden und über dem Eingang groß eine Mutter zu sehen sei - mag sein, aber ich fand die Kneipe nicht, denn ich suchte das Symbol einer wohlbeleibten Frau. Suchte und suchte, bis mir ein Passant, den ich nach der Kneipe „Mutter" wie Mama befragte, den Unterschied zwischen Mutter wie Mama und Mutter wie Schraube klarmachte. Dort also trafen wir uns mit der Zeit, die Schwangeren und ich: die Mathematikstudentin Carmen, das Stuntgirl Catherine, Kathrin, die Frau eines farbigen Fernsehmitarbeiters, die Kripokommissarin Birgit, Sarah, die Schweinezüchterin mit Abitur ...

Nachdem ich dann 60 Frauen interviewt und fotografiert hatte, zog ich mich zurück, um die Geschichten noch einmal vor meinem geistigen Auge aufleben zu lassen. Die Reduktion der Geschichten auf eine jeweils prägnante Aussage brauchte ihre Zeit, weil sie voller Leben waren und ich an jeder Äußerung festhalten wollte. Jede Frau, die dieses Buch liest und betrachtet, wird sich mit einer dieser Frauen identifizieren oder in mehreren wiederfinden. Die Frauen werden über ihr Leben in dieser Form nie wieder berichten, denn durch die Schwangerschaft wurden sie von ihren Gefühlen geleitet und erzählten ihre Geschichten aus dem Bauch heraus.

Es war eine schöne und interessante Zeit: Ich möchte mich bei all denen bedanken, die mich bei der Arbeit an meinem Buch unterstützt haben - jeder auf seine Weise: Ich danke meiner Familie, die mir in allen Belangen zur Seite stand. Insbesondere meiner Mutter, die in dieser Phase oft meine Kinder betreute und dadurch die Arbeit überhaupt erst ermöglichte, meinem Vater, der mir dabei half, die Aussagen in der Essenz festzuhalten und mir auf diesem für mich neuen Terrain viel Selbstvertrauen gab, und meiner Schwester Deborah, die mir sensibel über mentale Durststrecken hinweghalf und mir immer wieder Mut machte.

Ich danke den Ärzten und Hebammen, ohne deren Unterstützung viele Kontakte vielleicht gar nicht zustande gekommen wären, meinen Freundinnen Anke - die selbst Mutter von zwei Kindern ist und trotzdem immer wieder Zeit fand, mit mir die Büroarbeit zu bewältigen - und Marion, die bei manchem Problem mit Ideen und Gespür weiterhalf. Joachim Tonn, der mir zum Teil bis spät in die Nacht bei der Bildauswahl und den ersten Layoutversuchen zur Seite stand, und Sven der dem Buch liebevoll das heutige Erscheinungsbild gab.

Last but not least danke ich meinem Mann, der mir mit Optimismus, Geduld und Verständnis während der ganzen Zeit Kraft gab, um weiterzumachen.

Vor allem bedanken möchte ich mich aber bei den Frauen, die sich mir offen anvertraut haben und mir ihre Geschichte erzählten, die nicht nur für das Buch so wichtig waren. Sie gaben mir bei der Arbeit Gelegenheit, neue Erfahrungen zu sammeln, die mein eigenes Leben bereicherten. Erfahrungen, die ich nicht missen möchte.

Es waren soviele, die Anteil an dem Buch haben - diejenigen, die ich hier vielleicht vergessen habe, mögen mir verzeihen.

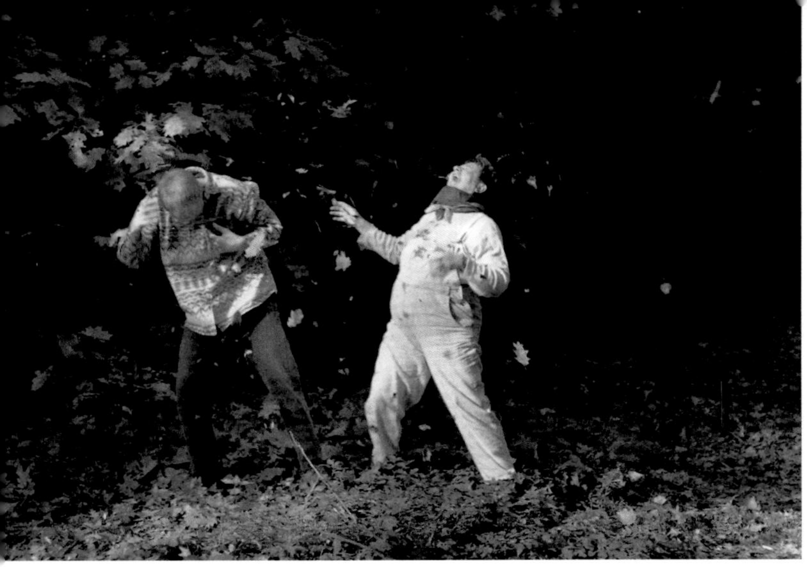

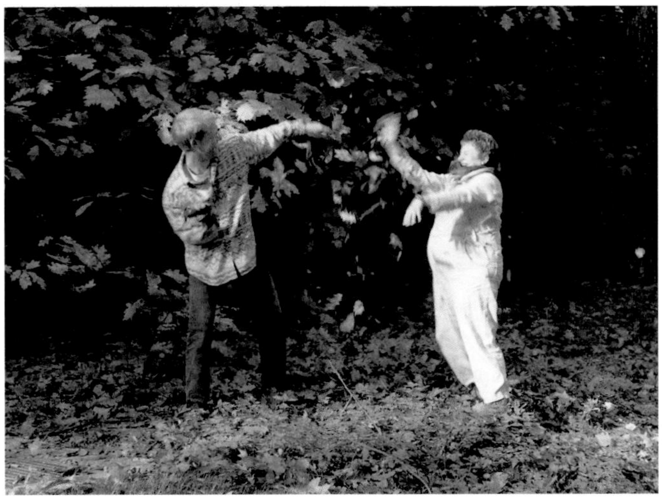

„Nach all den Jahren der Kinderlosigkeit war dieses Glück kaum noch zu erwarten - ich konnte es nur hoffen, es kam mit dem Anderen."

Michaela, 35 Jahre, Krankenschwester, 1. Kind

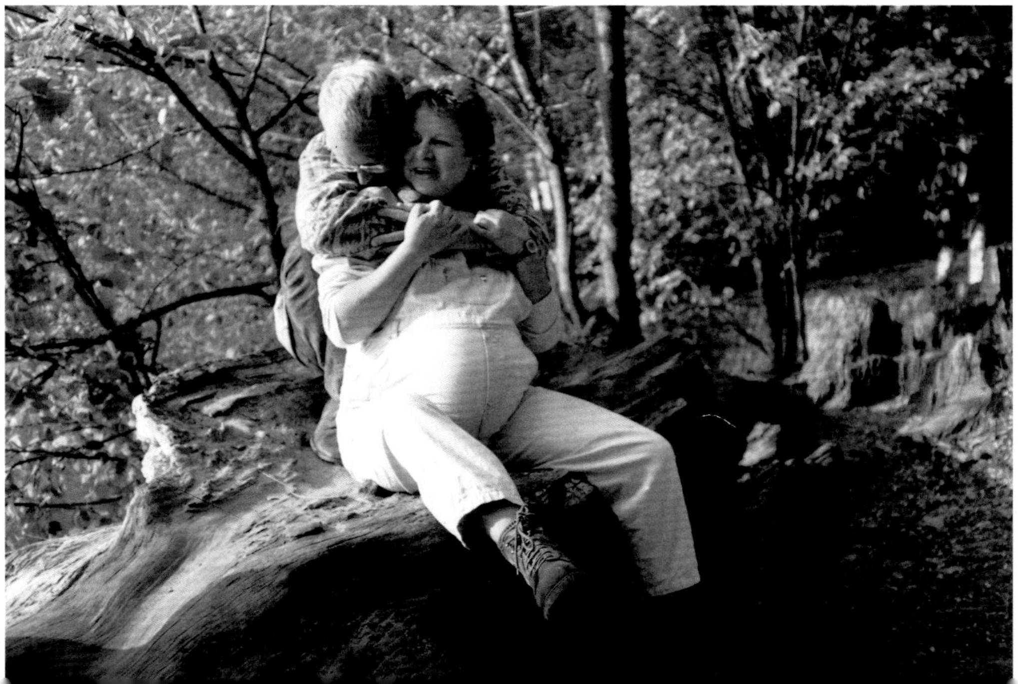

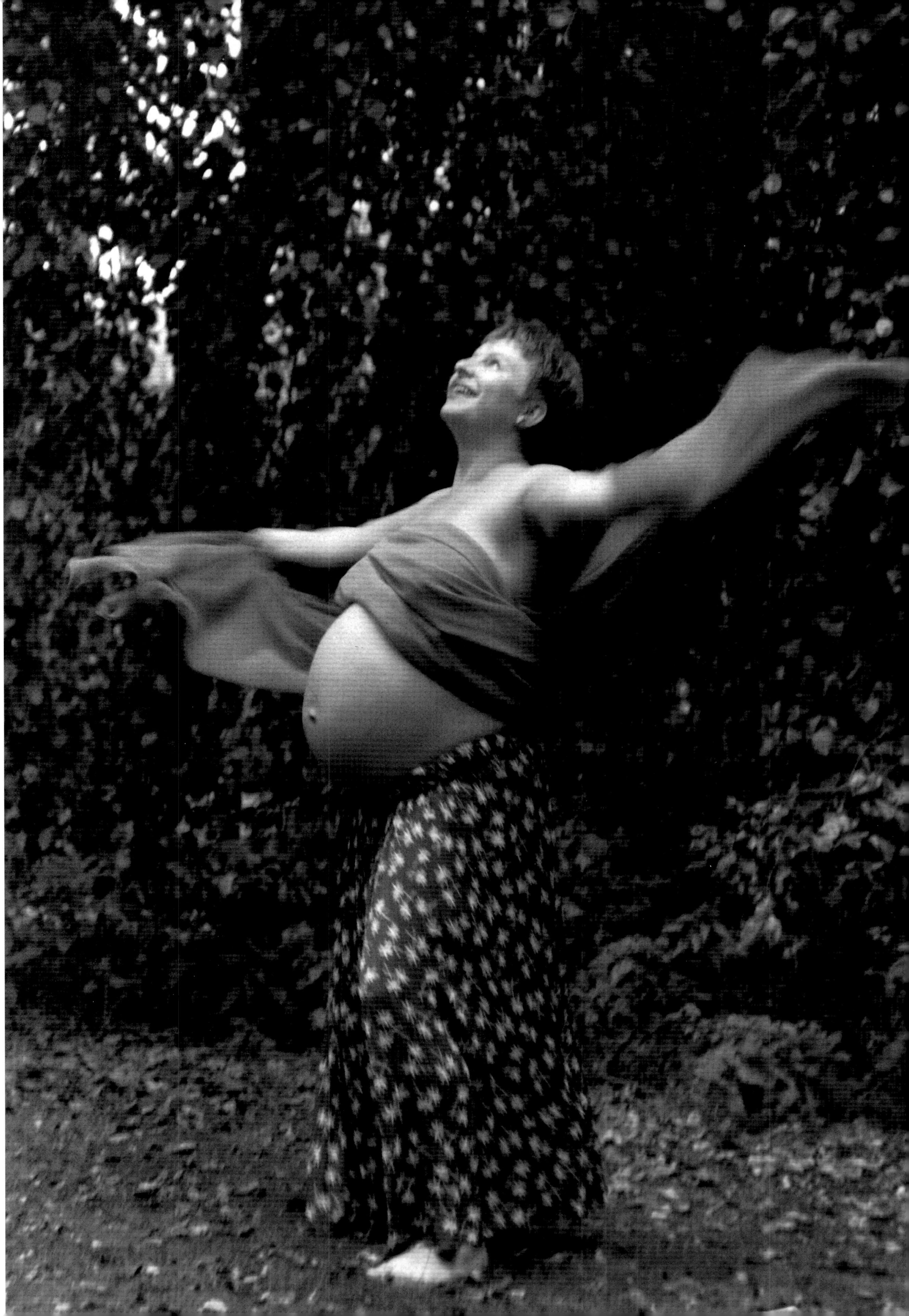

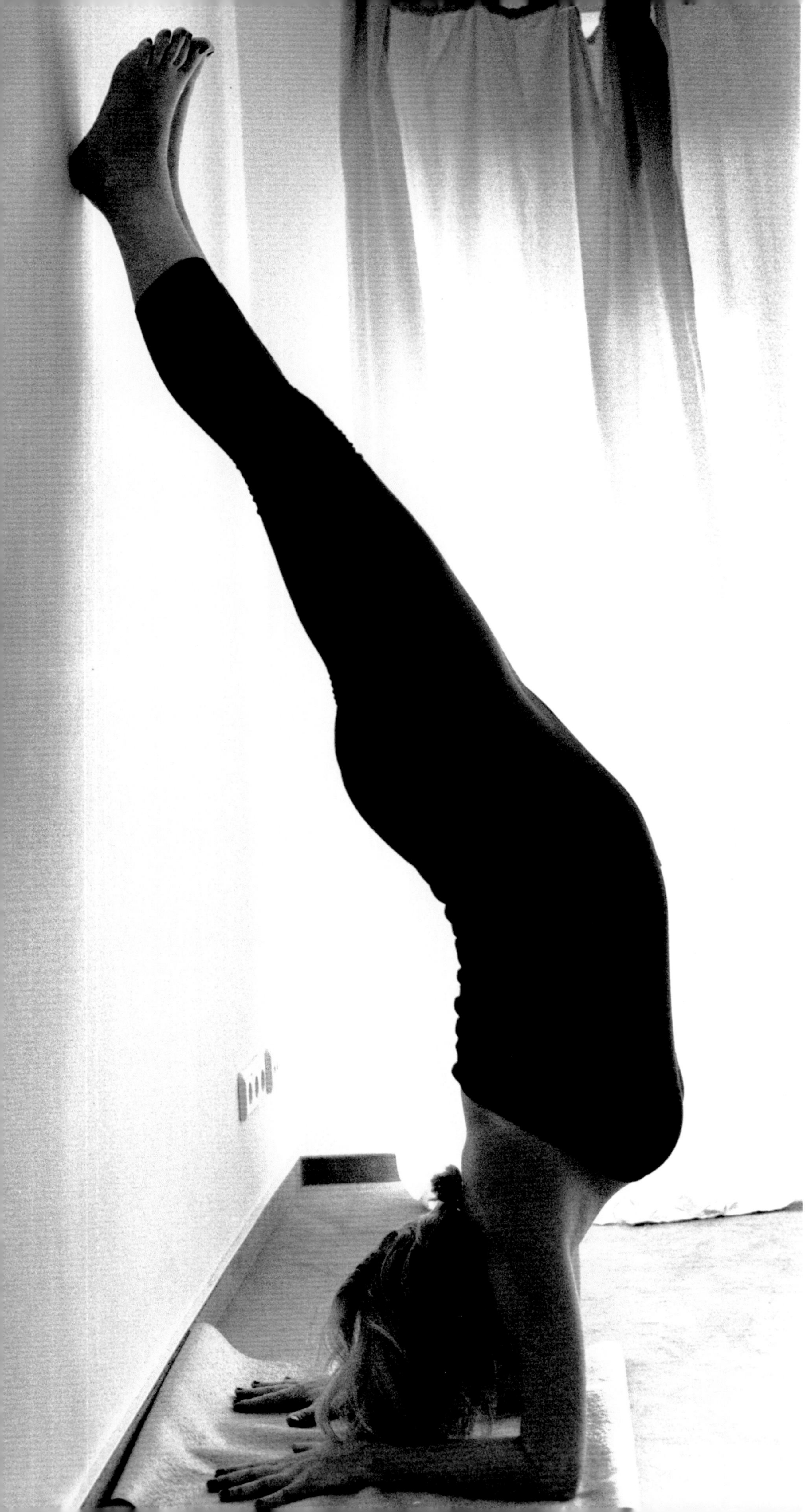

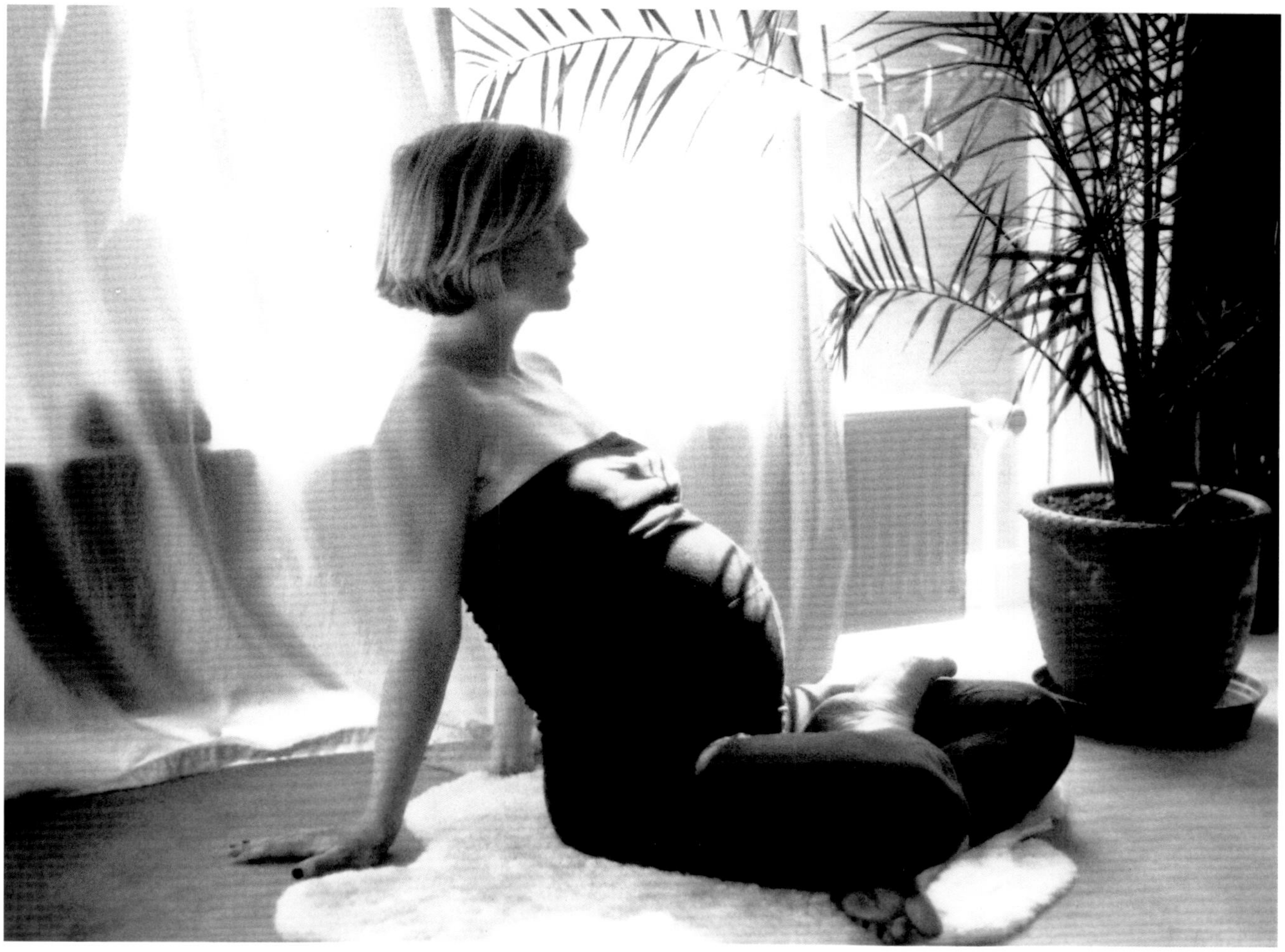

„Schon seit langem mache ich Yoga und sehe jetzt keinen Grund, weshalb ich damit aufhören sollte."

Anne, 29 Jahre, Betriebswirtin beim Film, 1. Kind

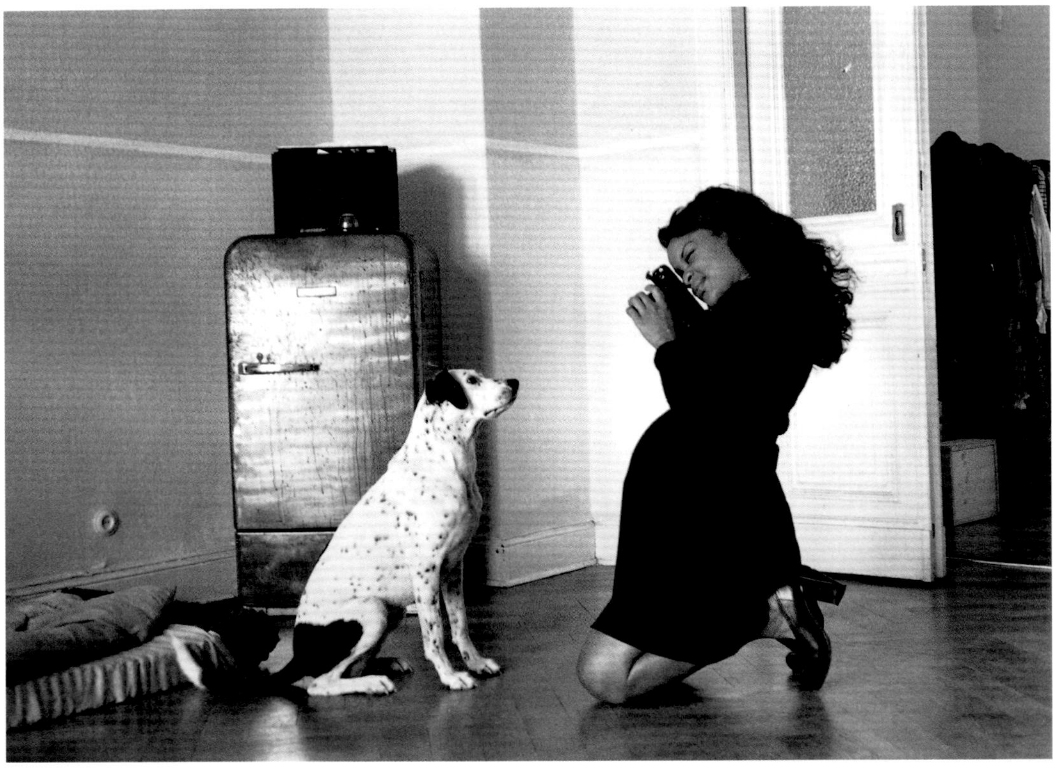

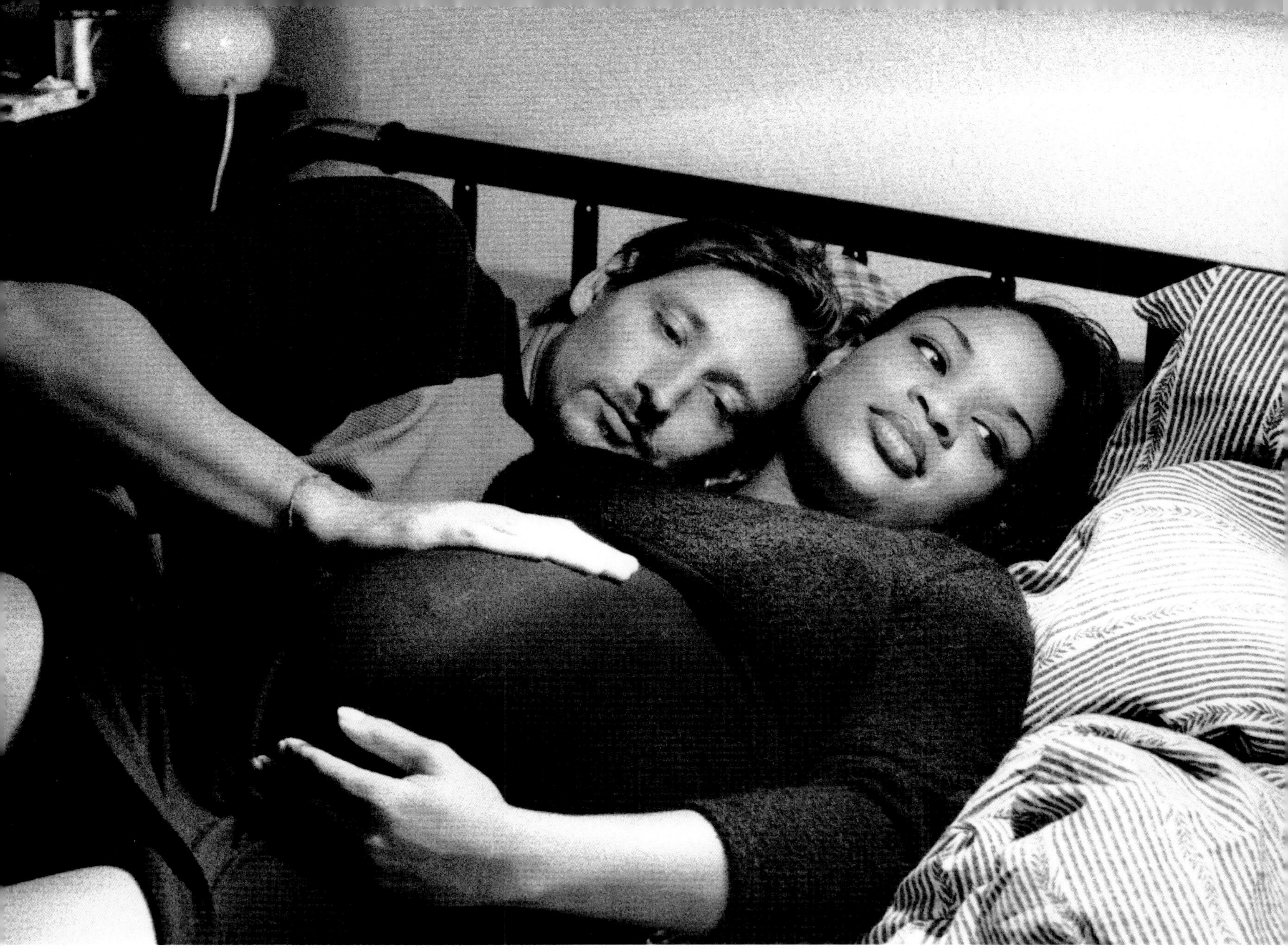

„Jetzt braucht Dabby nicht mehr so auf mich aufzupassen, ich habe ja nicht nur sie, die das tut – nach all dem Chaos habe ich die erste große Liebe, die erste eigene Wohnung mit Mann und natürlich das erste Baby."

Naomi, 24 Jahre, Fotografin, Lebenskünstlerin, später Ausbildung zur Heilpraktikerin, 1. Kind

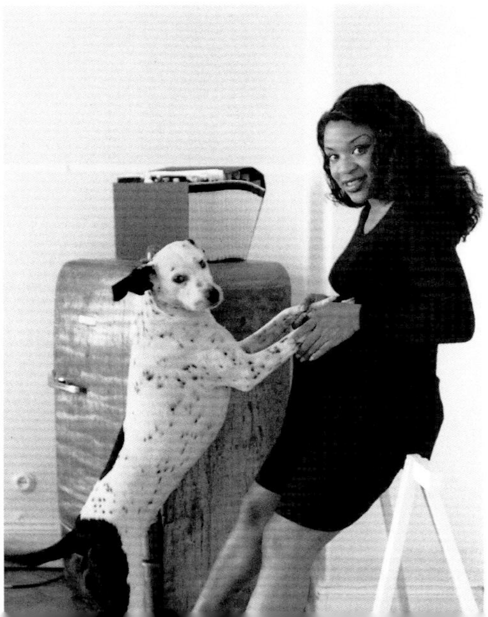

„Meine Medikamente habe ich abgesetzt! Mein Entzug aus der scheinbaren Geborgenheit einer geschlossenen Abteilung liegt hinter mir. Jetzt lebe ich in Eigenverantwortung für mein Leben, es hat ein bißchen mit dem Erwachsenwerden zu tun, ich kann bewußter mit dem Glück und auch mit meinen Ängsten umgehen. Ich habe das Gefühl, das erste Mal in der Welt zu sein - ich bin gelandet."

Kyra, 31 Jahre, Tierpflegerin, beginnt Ausbildung zur Therapeutin, 1. Kind

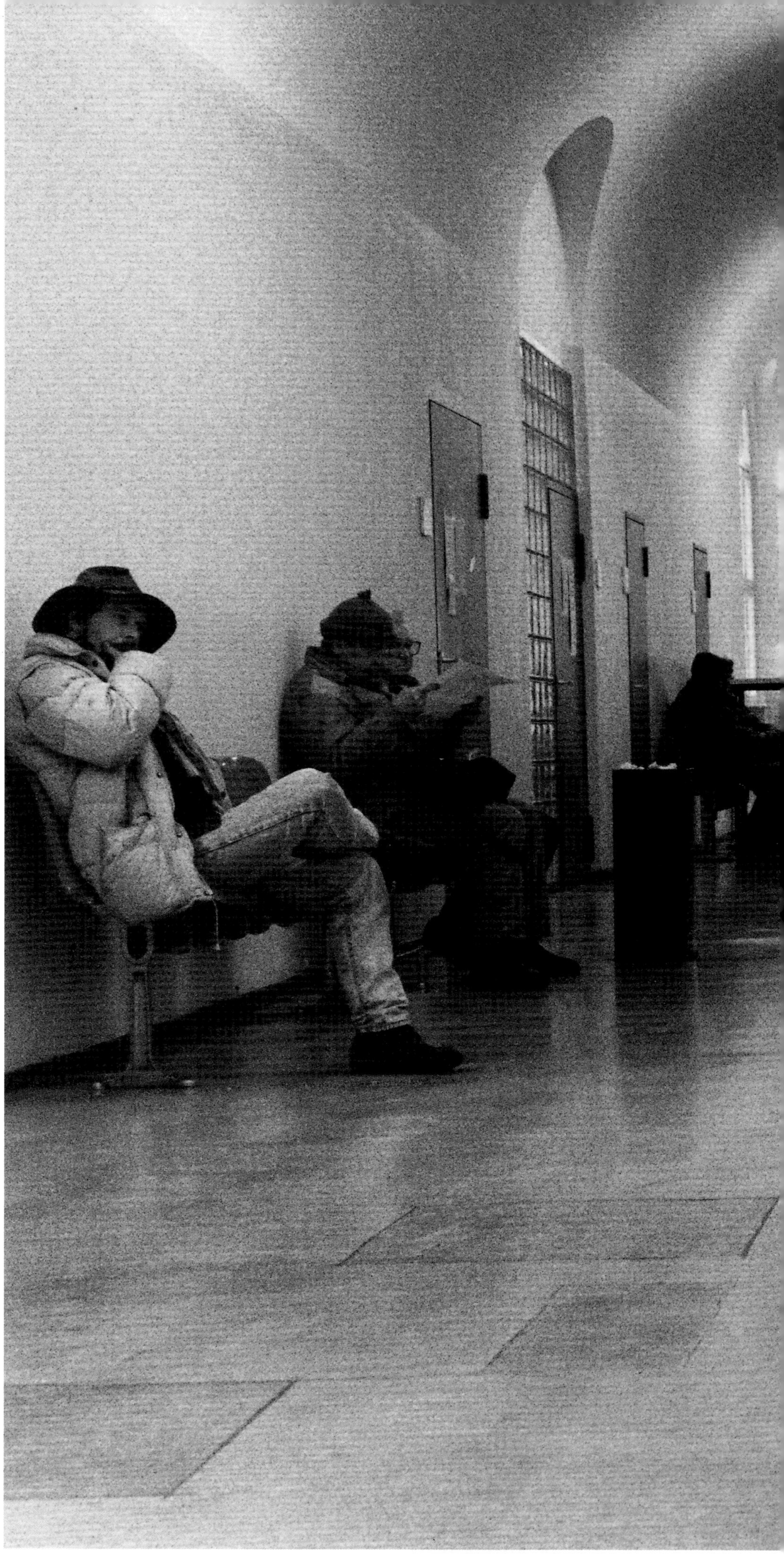

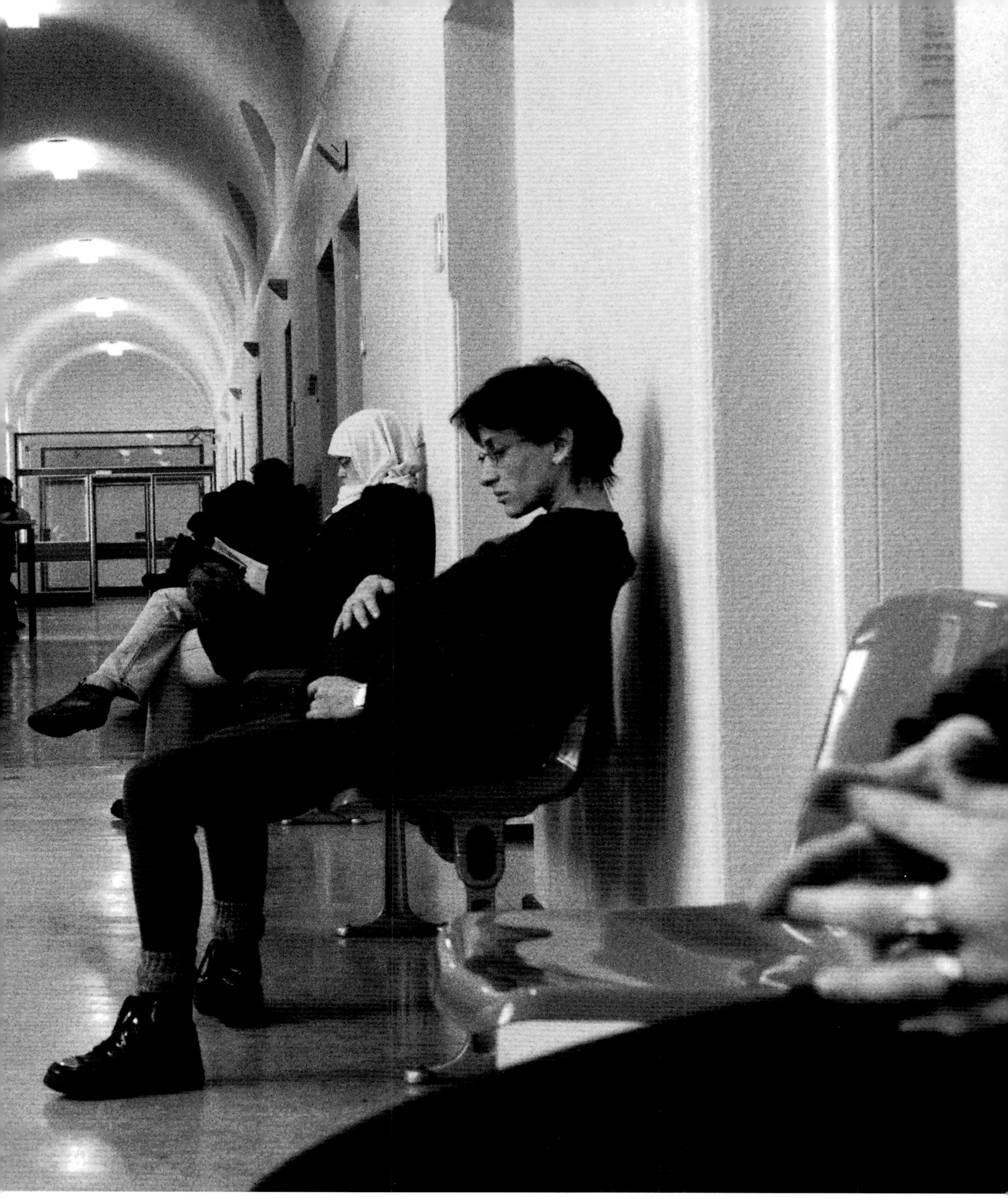

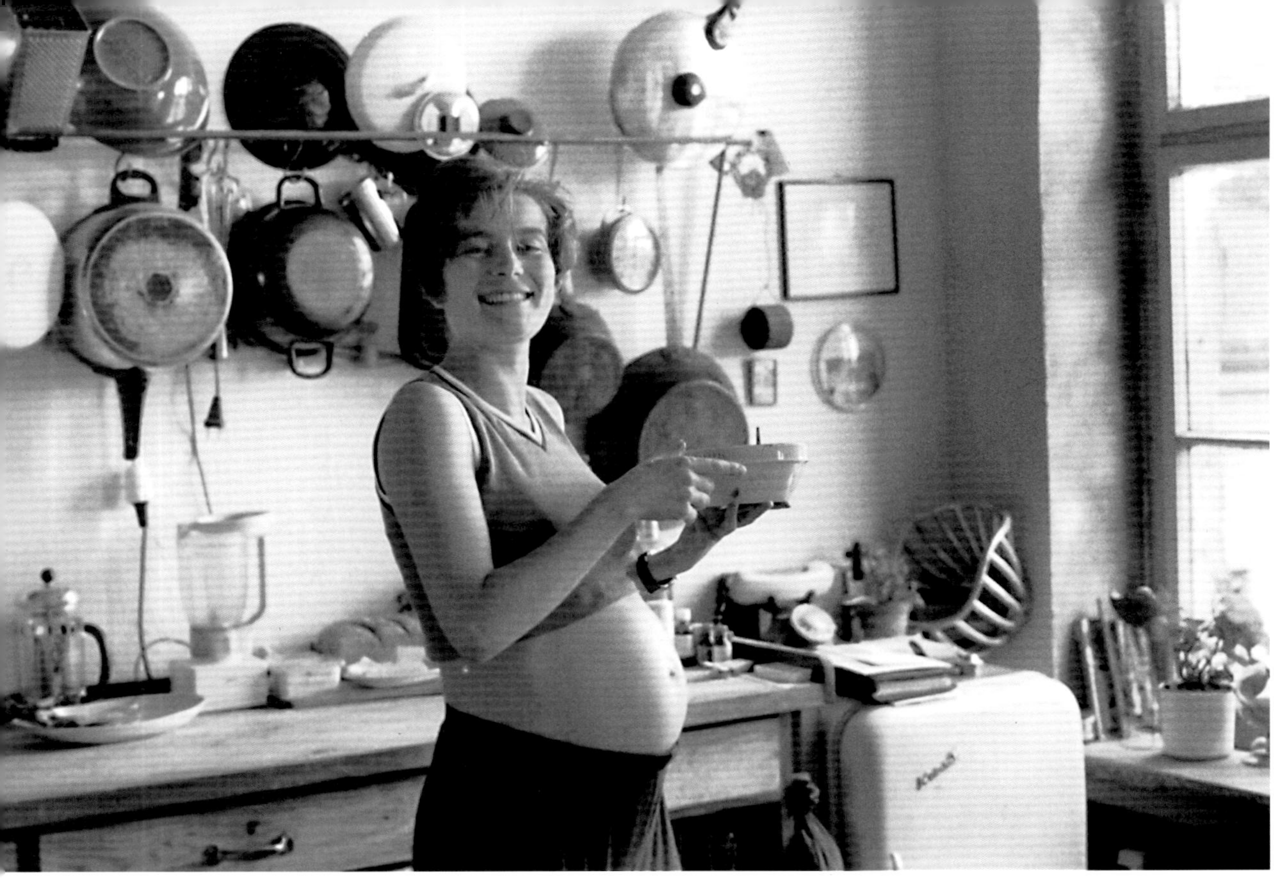

„Manchmal geht das Leben seltsame Wege. Ich hätte nie geglaubt, mich in Thomas zu verlieben, den Ex-Mann meiner besten Freundin, aber als ich diesmal schwanger wurde und zu ihm zog, wußte ich, es sollte so sein."

Carmen, 28 Jahre, kaufmännische Ausbildung, studiert Mathematik, 1. Kind

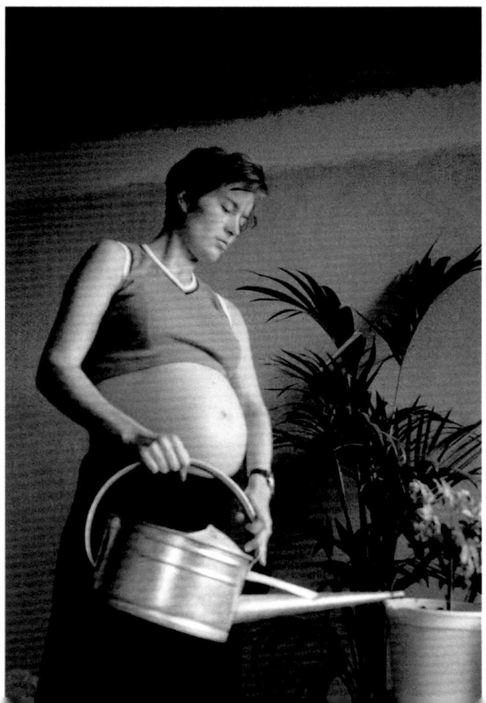

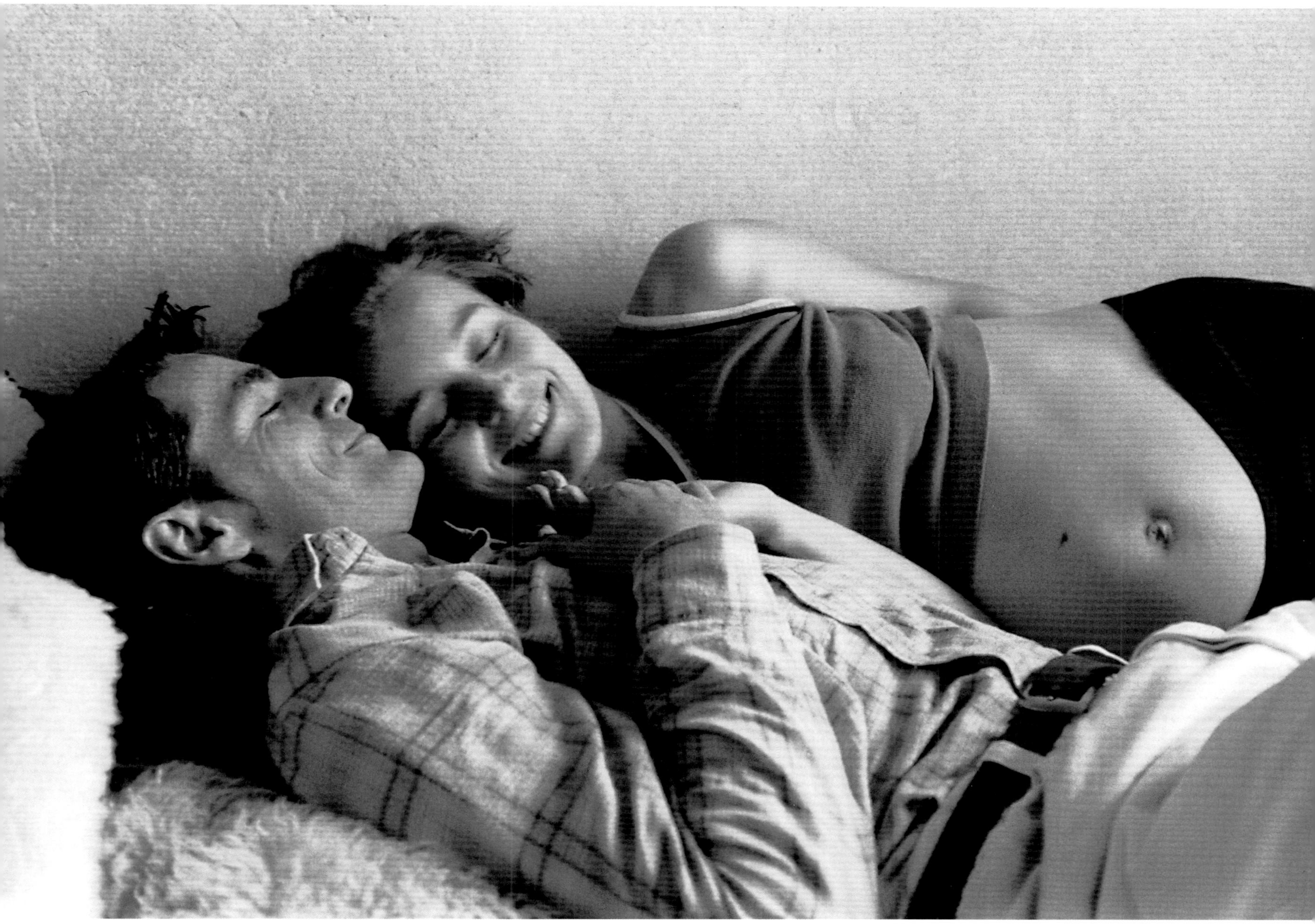

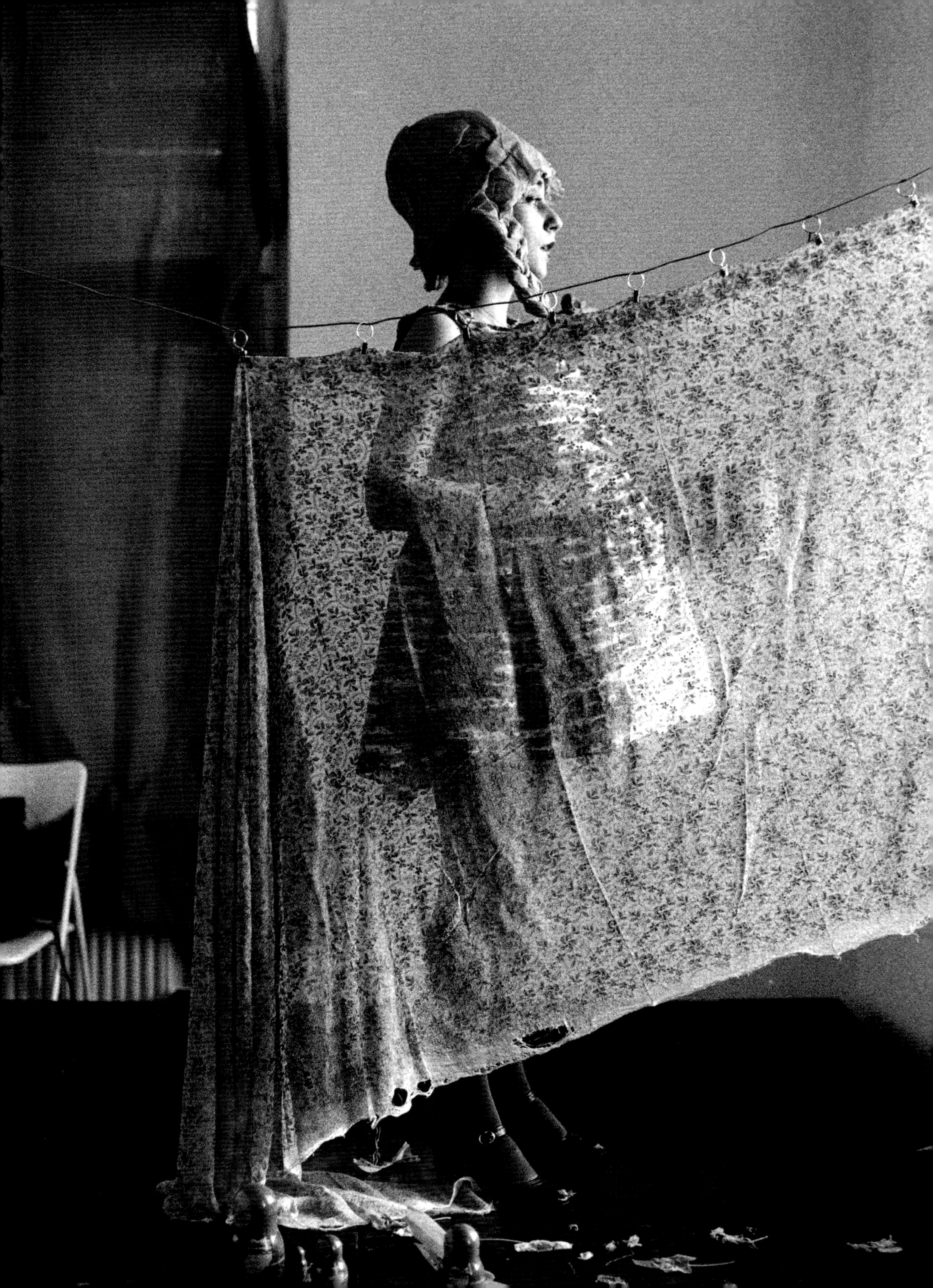

„Gefühle können Kinder überall in der Welt verstehen. Der Gedanke für „Clownetta-Sauwetta"

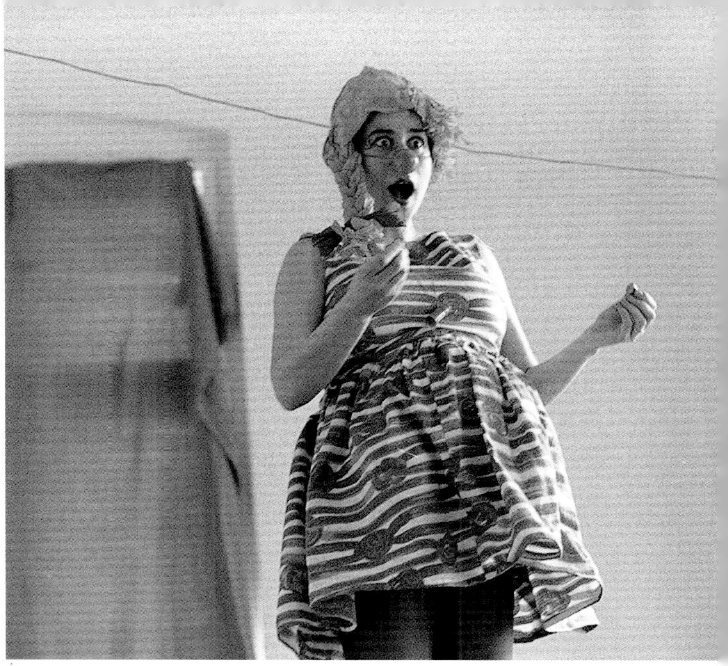

entstand schon in der ersten Tagen meiner Schwangerschaft, und jetzt, kurz vor der Entbindung, ist Clownetta dick genug, Premiere zu haben, um dann für groß und klein um den Erdball zu ziehen."

Marietta, 32 Jahre, Schauspielerin und Regisseurin, verheiratet, 1. Kind

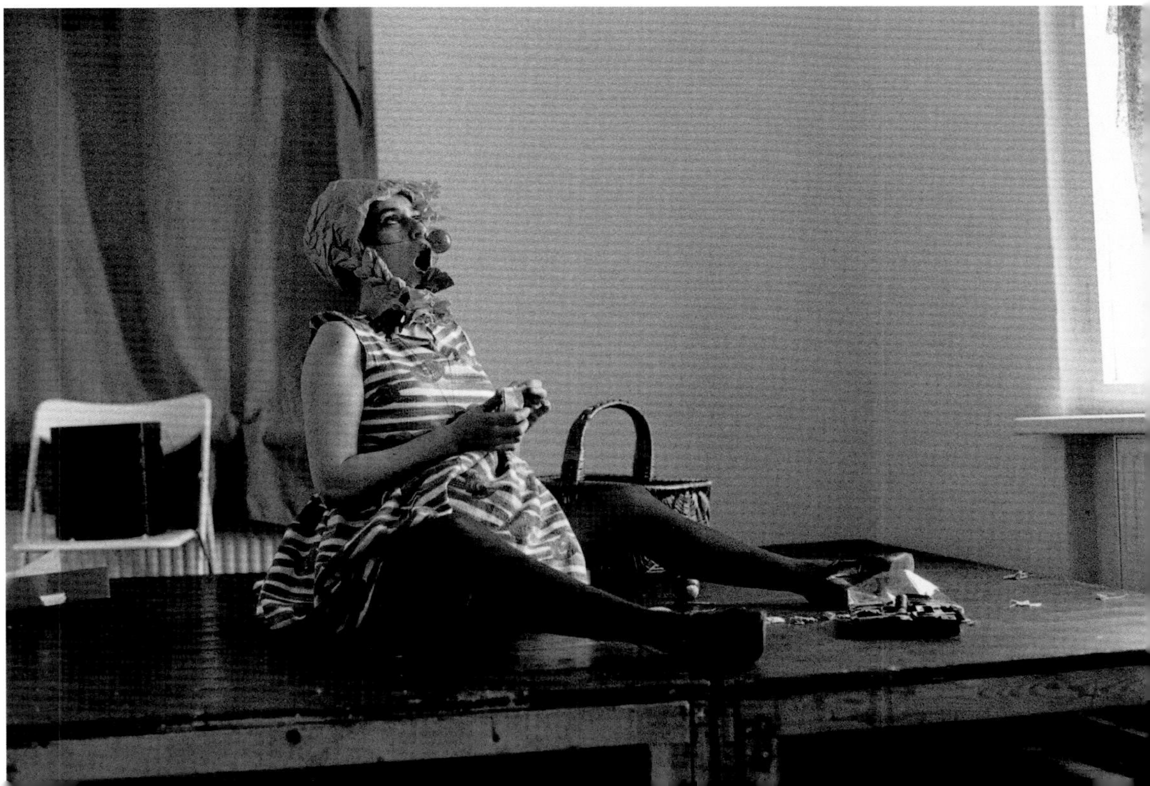

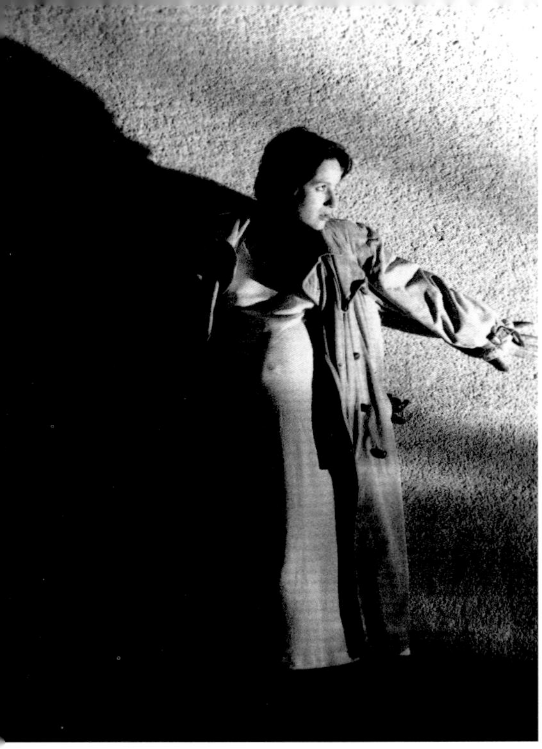

„Ich hatte mich im Netz unter dem Seil verfangen, auf dem ich sonst balancierte, um den Horizont besser zu sehen – jetzt stehe ich wieder auf dem Seil. Windstille. Leise Bewegungen. Ich kontrolliere, prüfe mich, alles funktioniert, ich bin bereit, um mich herum tobt die Zeit. Ich stehe still für einen Augenblick. Ich erwarte mein Kind!"

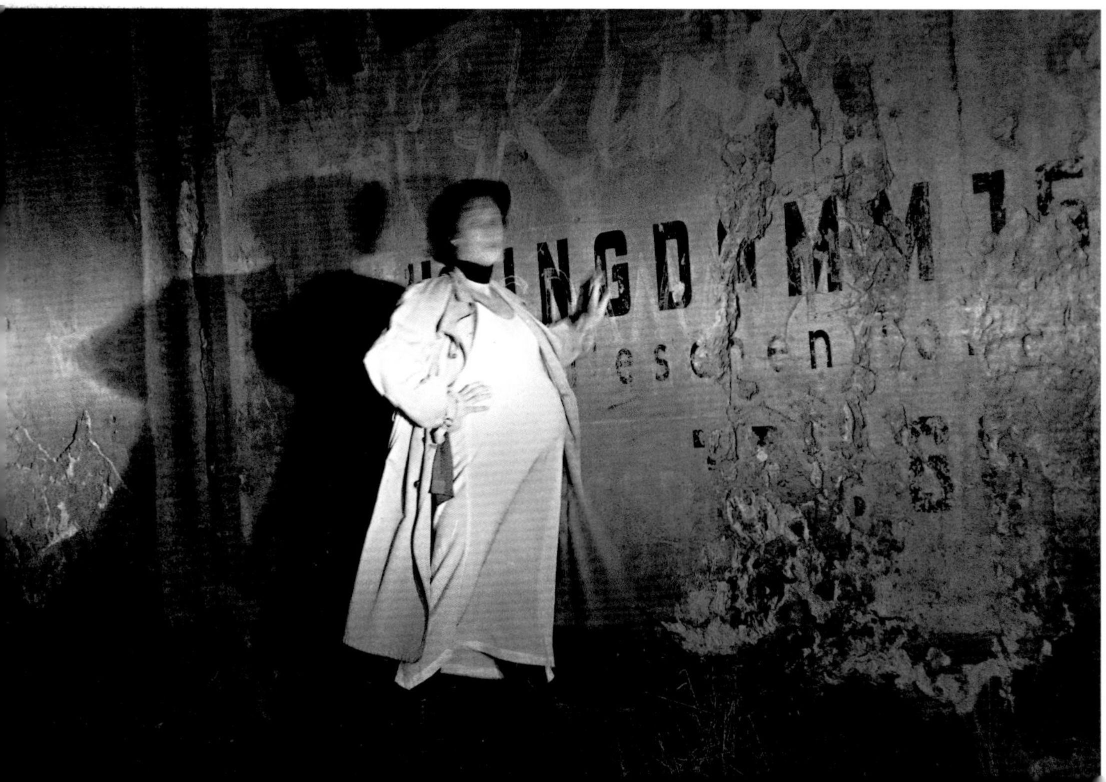

Catherine, 30 Jahre,
Schauspielerin, Artistin, Stuntgirl, 1. Kind

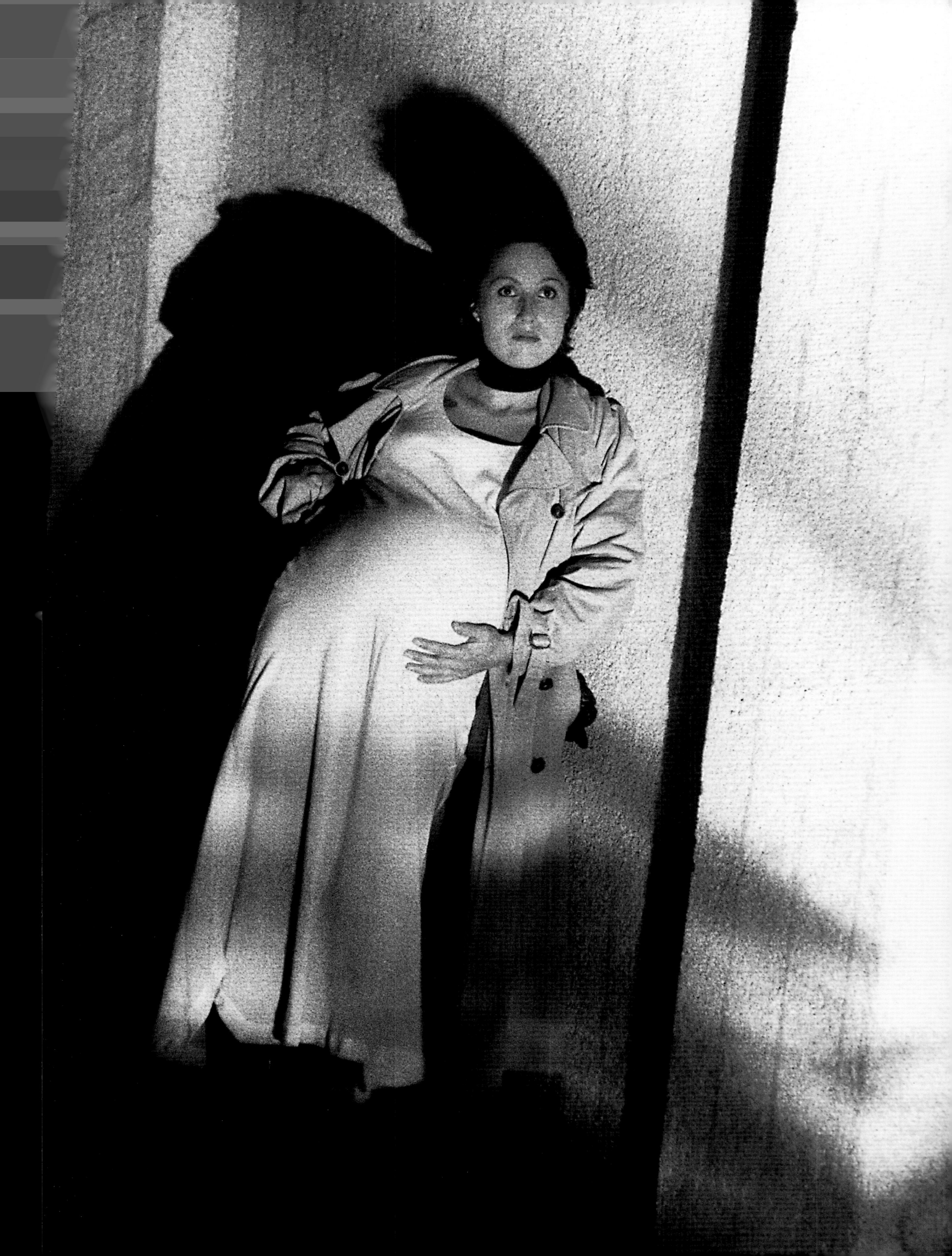

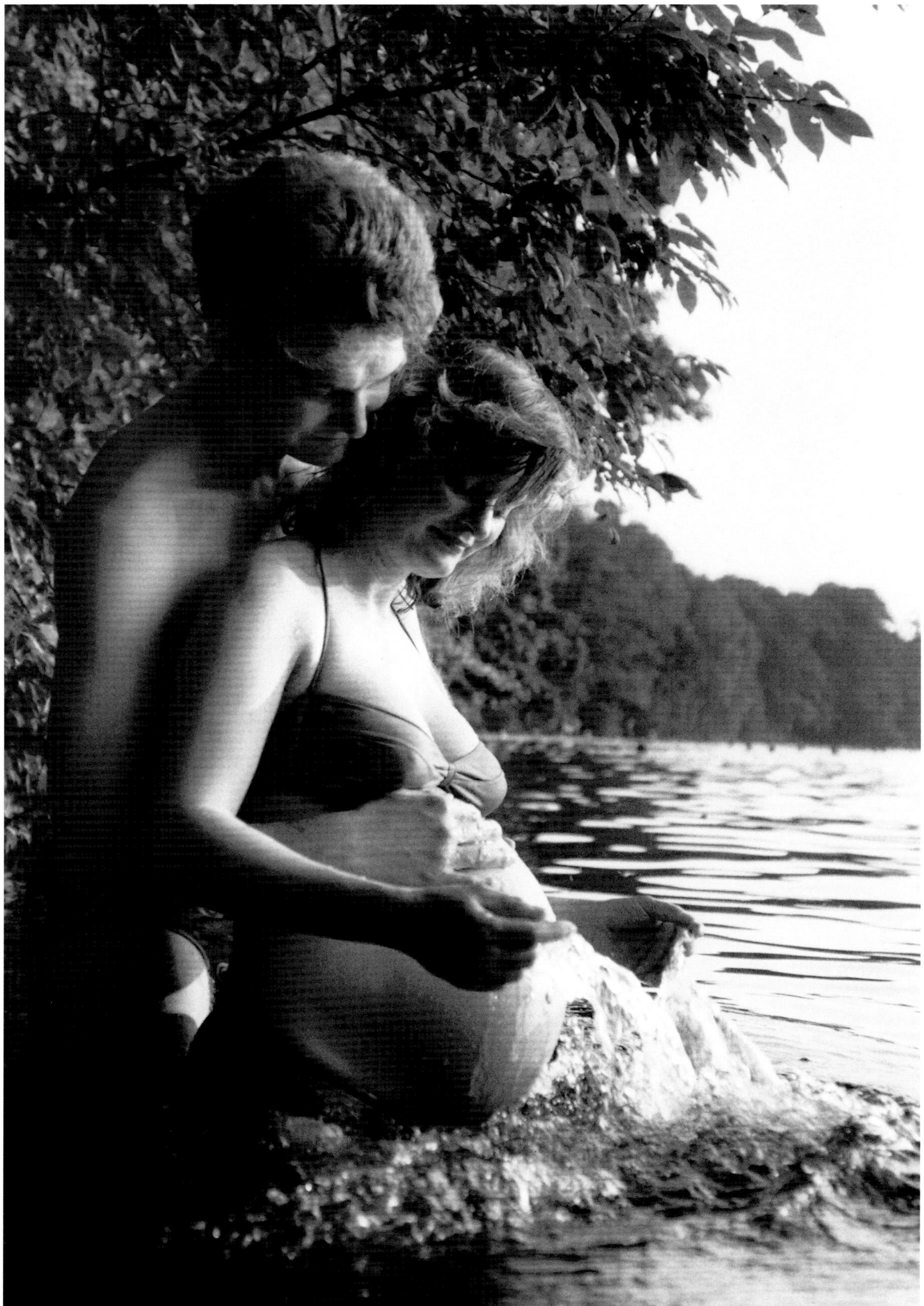

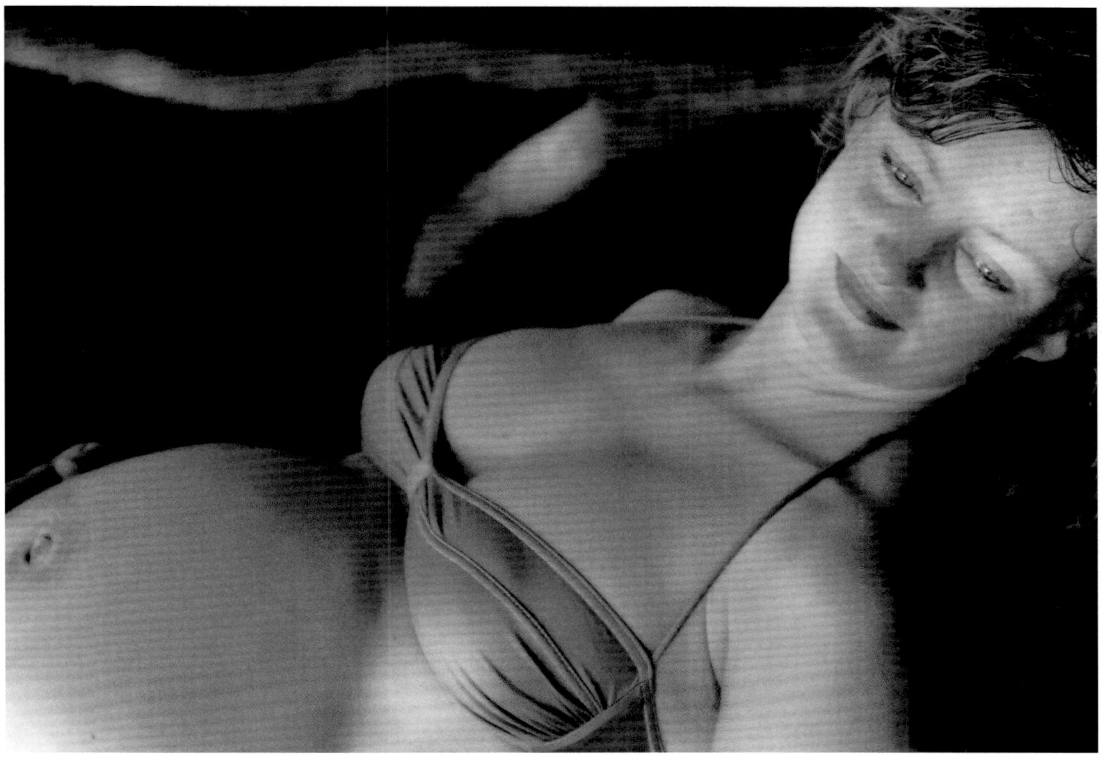

„Daß mein Freund und ich – Ost und West – uns am 11.11.1989 an der Mauer kennenlernten, ist Zufall. Daß aber unser Baby am 13.8. zur Welt kommen soll, erscheint uns im nachhinein wie eine Ironie des Schicksals."

Petra, 33 Jahre, Sachbearbeiterin, 1. Kind

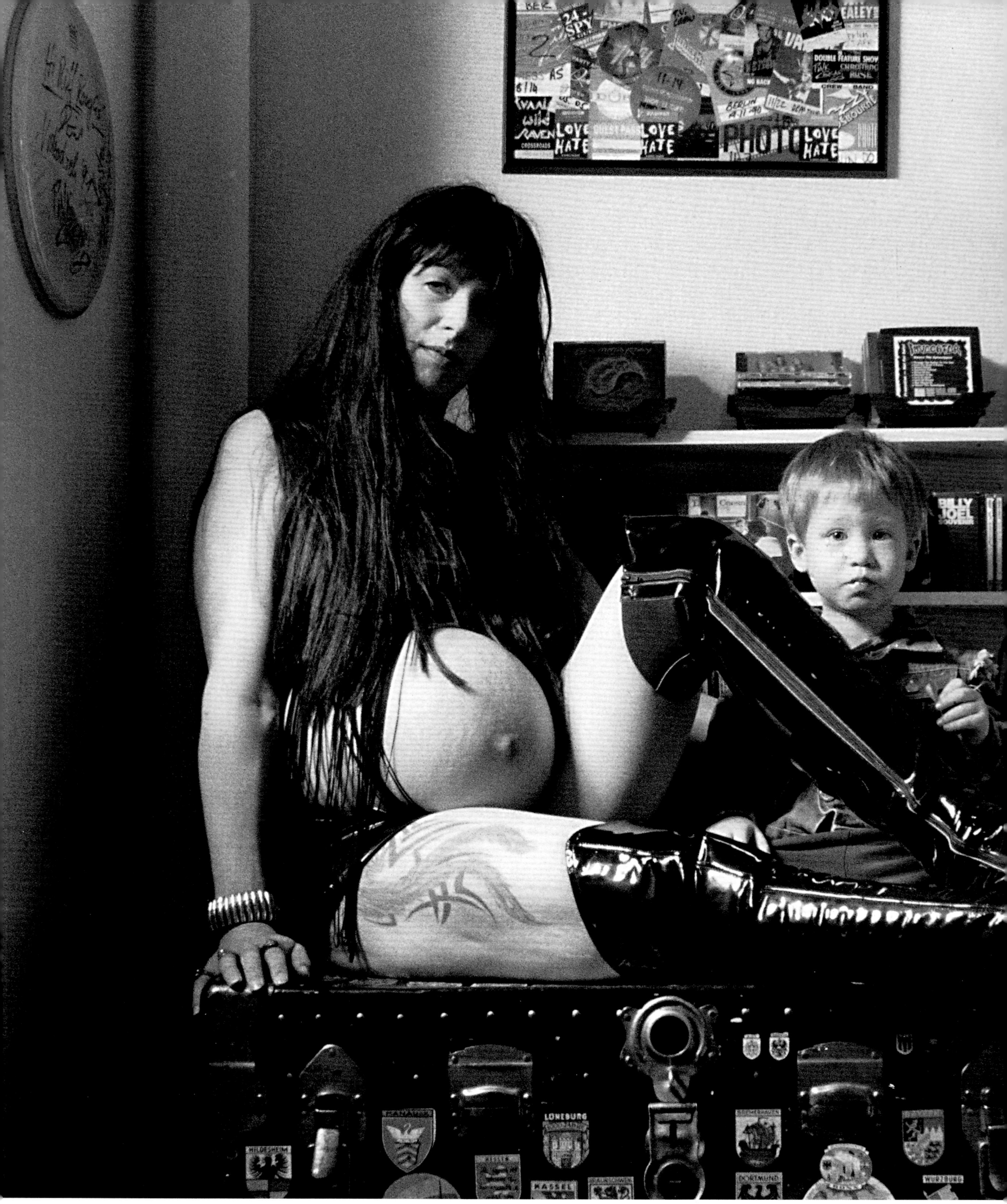
DOUBLE FEATURE SHOW
LOVE HATE
LOVE HATE
PHOTO
LOVE HATE
BILLY JOEL
SOUVENIR
HILDESHEIM
KASSEL
DORTMUND

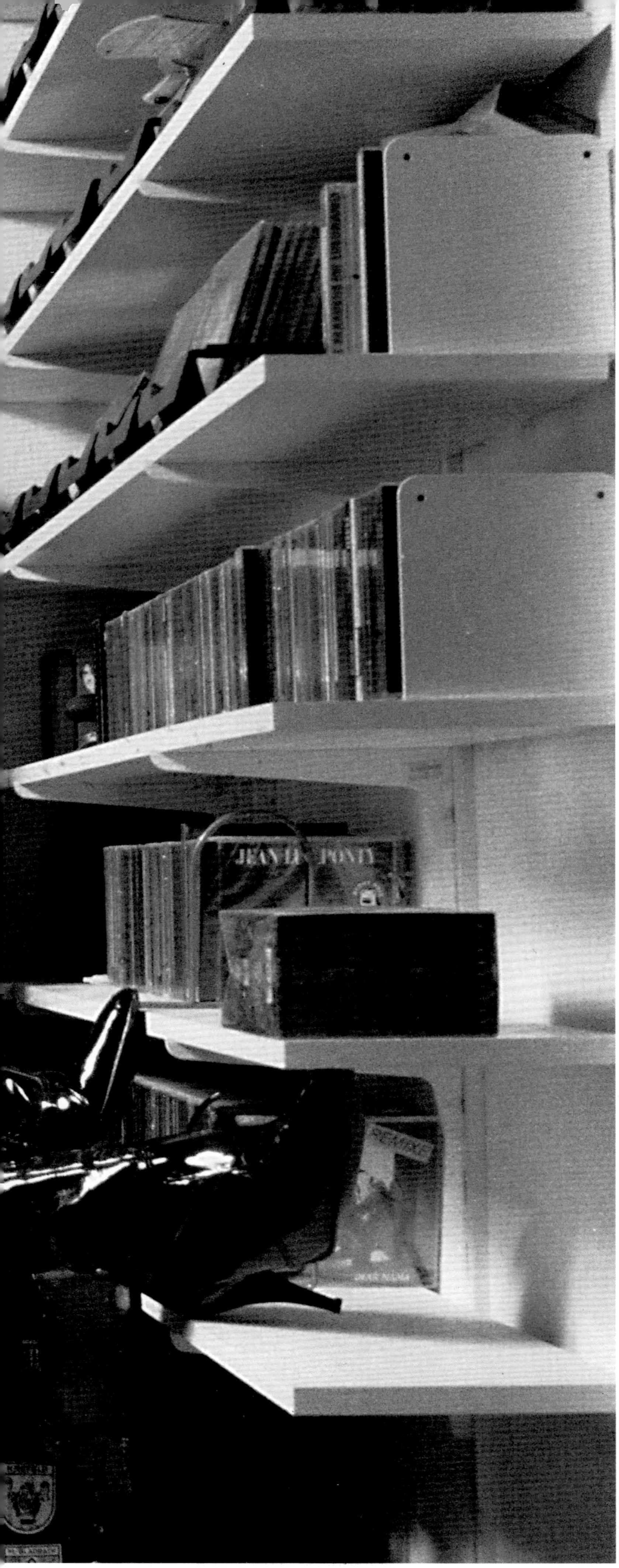

„Auch das zweite Kind hält mich nicht weg von der Szene, Heavy metal ist und war mein Leben - doch für die Kinder haben wir ein Reihenhaus gekauft mit Garten."

Katja, 32 Jahre, Augenoptikerin, verheiratet, 1 Sohn (2 Jahre)

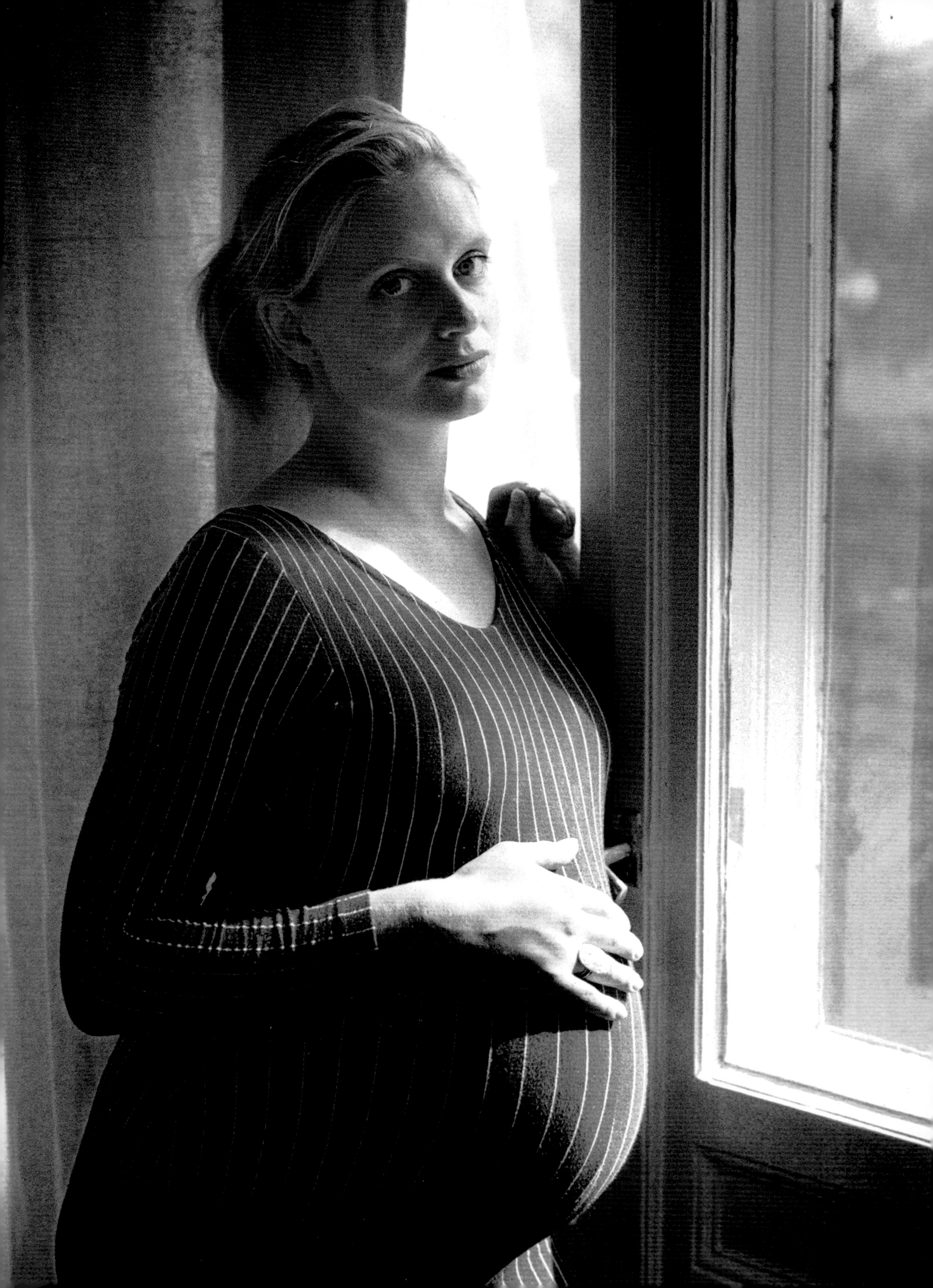

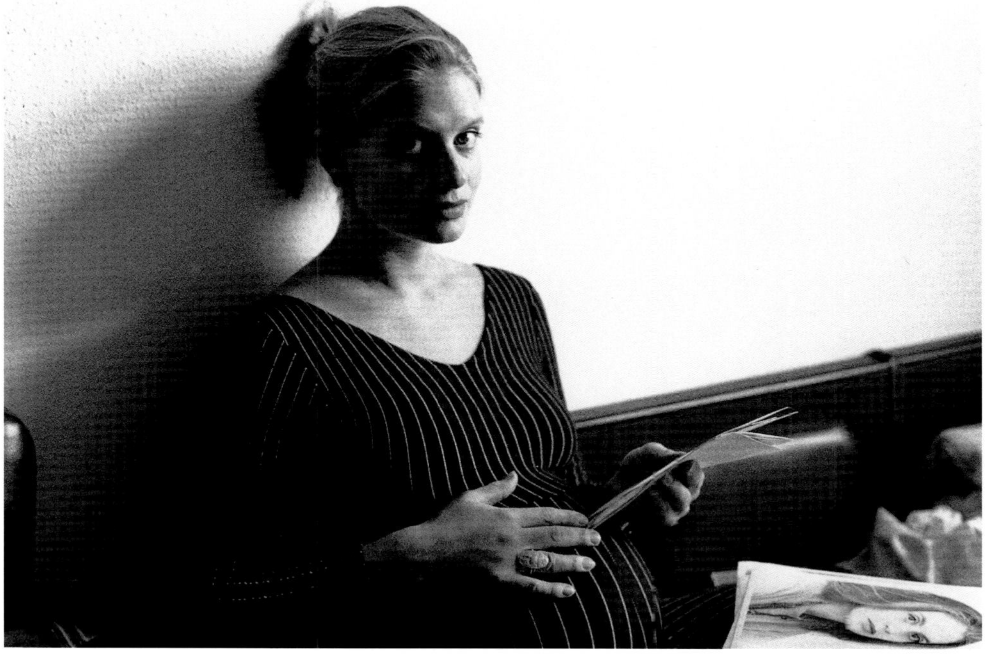

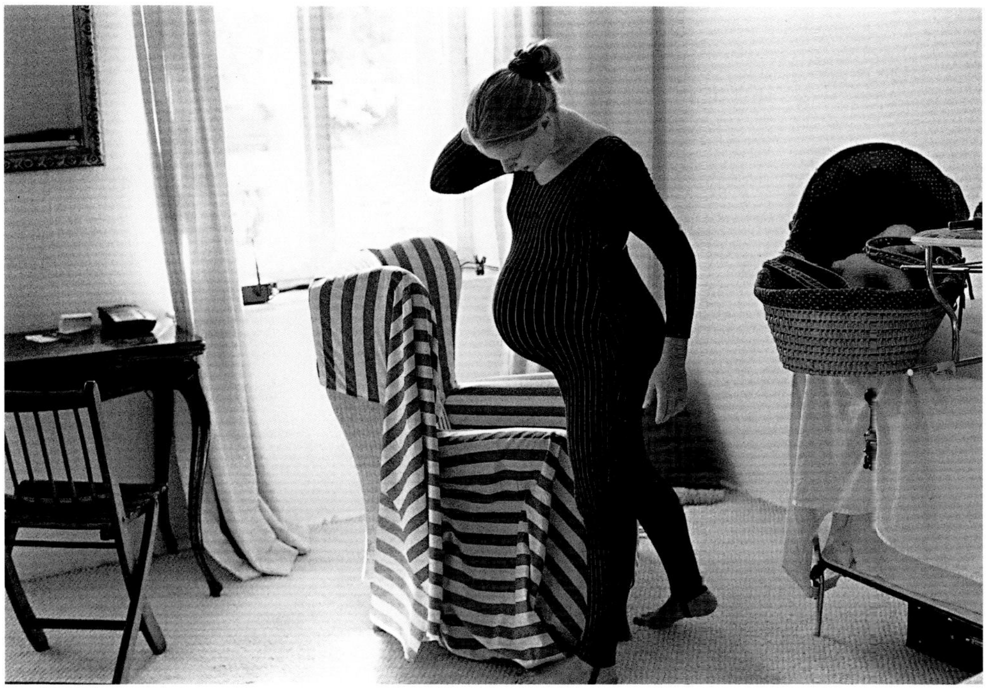

„Ich nehme gern die Dinge selbst in die Hand, auch wenn das Baby da ist, ändert sich da nichts - ich werde wieder spielen."

Gunda, 25 Jahre, Schauspielerin, 1. Kind

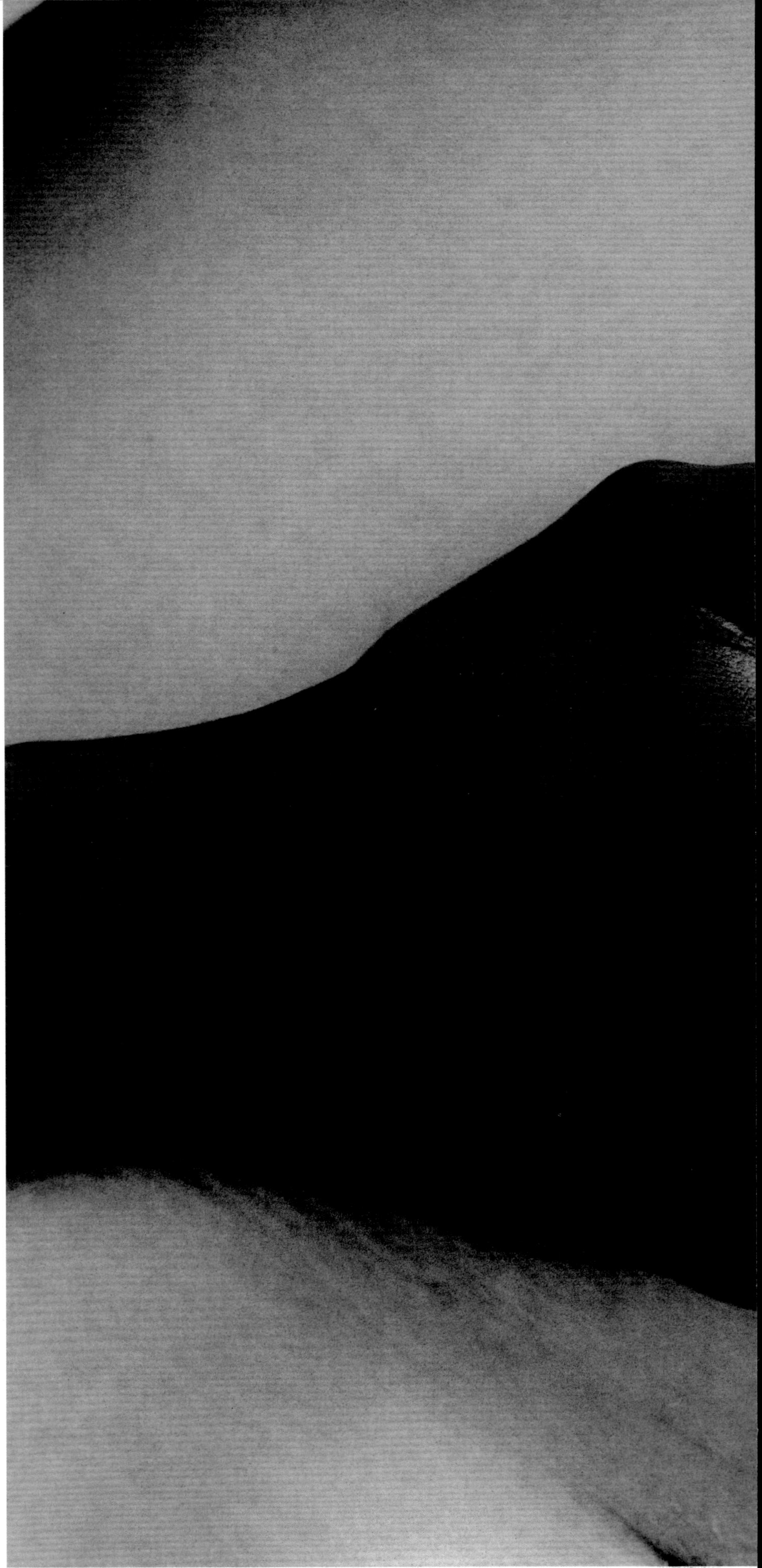

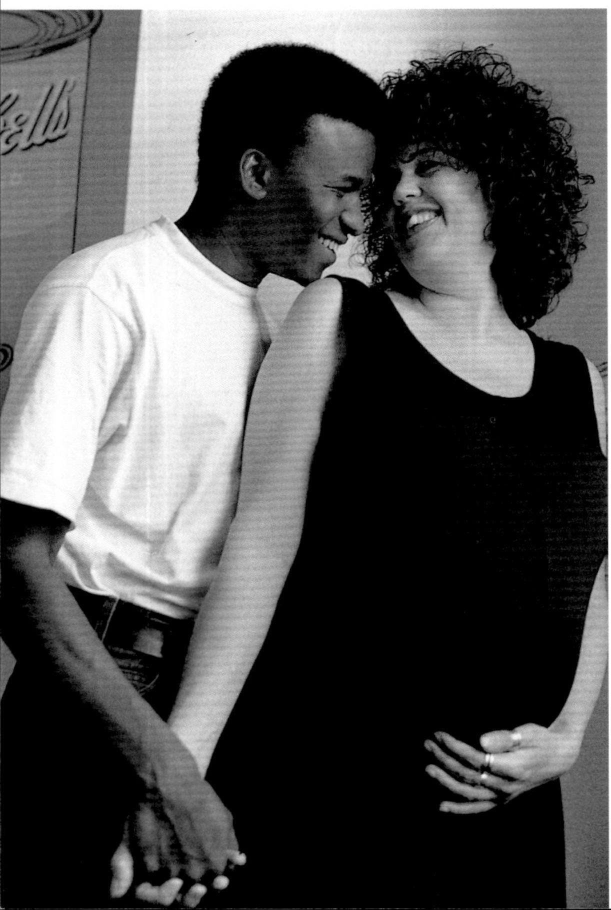

„Ich hoffe, es wird ein Mädchen -

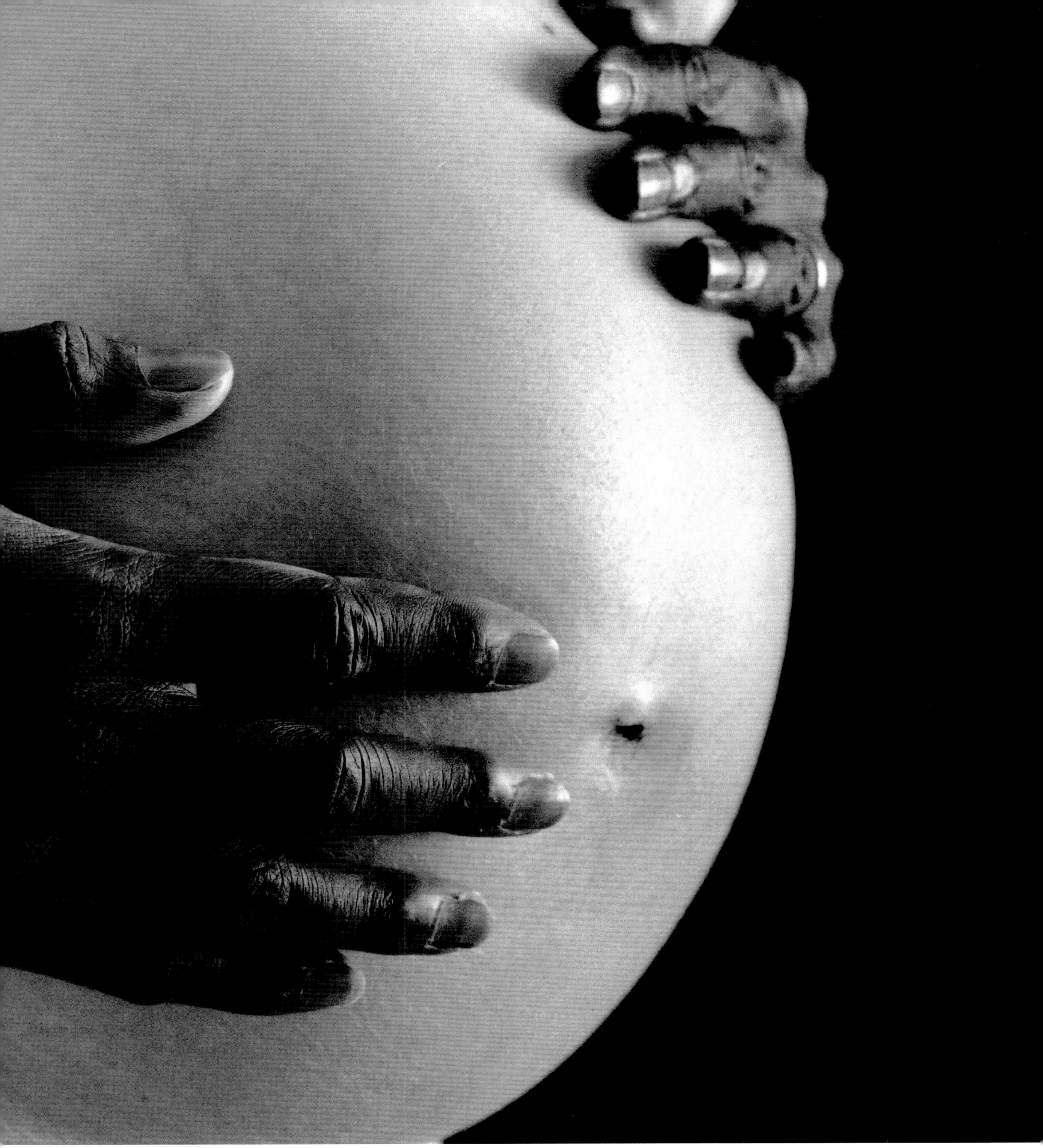

Mädchen finden alle süß, egal ob schwarz oder weiß."

Kathrin, 32 Jahre, Studentin der Geschichte und Politik, verheiratet, 1. Kind

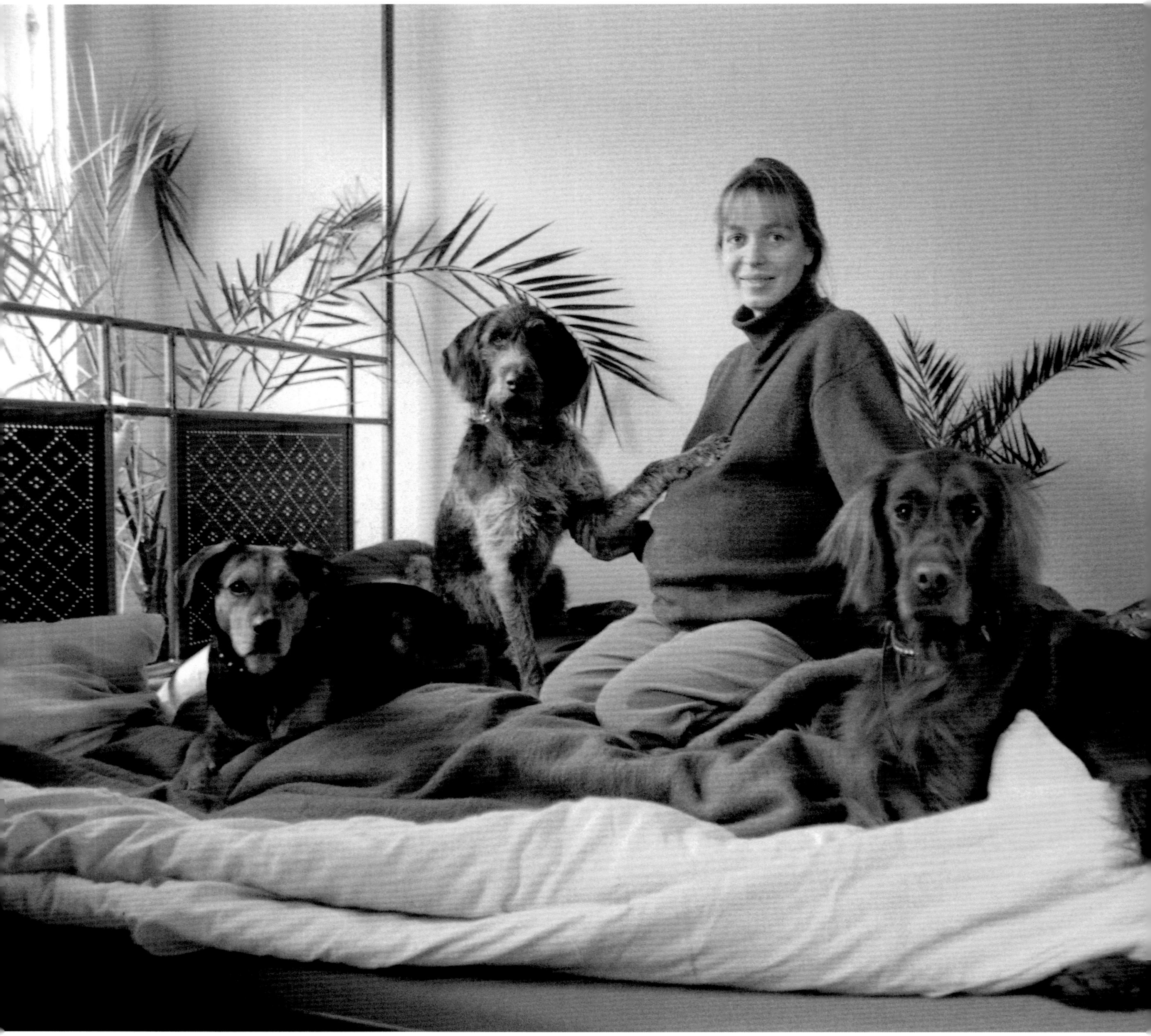

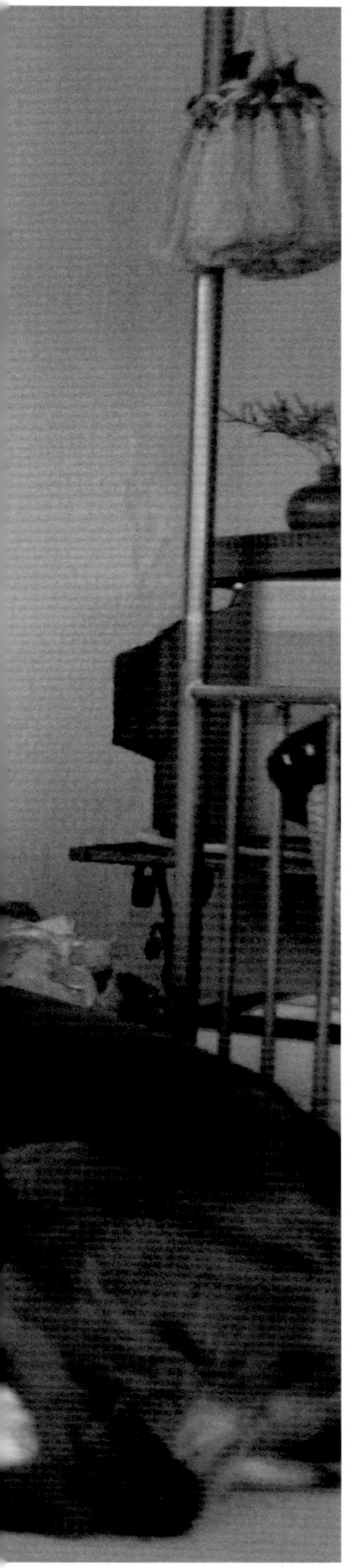

„Es ist nicht nur meine Tierliebe, es ist auch ein bißchen Schicksal, meine letzten drei Männer hinterließen jeweils einen Hund, der Vierte hatte keinen – Gott sei Dank!"

Ulrike, 27 Jahre, Studentin der Pharmazie, ohne Mann, 1. Kind

„In meinen dicken Bauch bin ich geradezu verliebt. Ich sehe mich als Ansporn für andere Frauen, zu sich selbst zu stehen und zu sein wie sie sind."

Martina, 40 Jahre, Zahnarztsekretärin, ohne Mann, 1. Kind

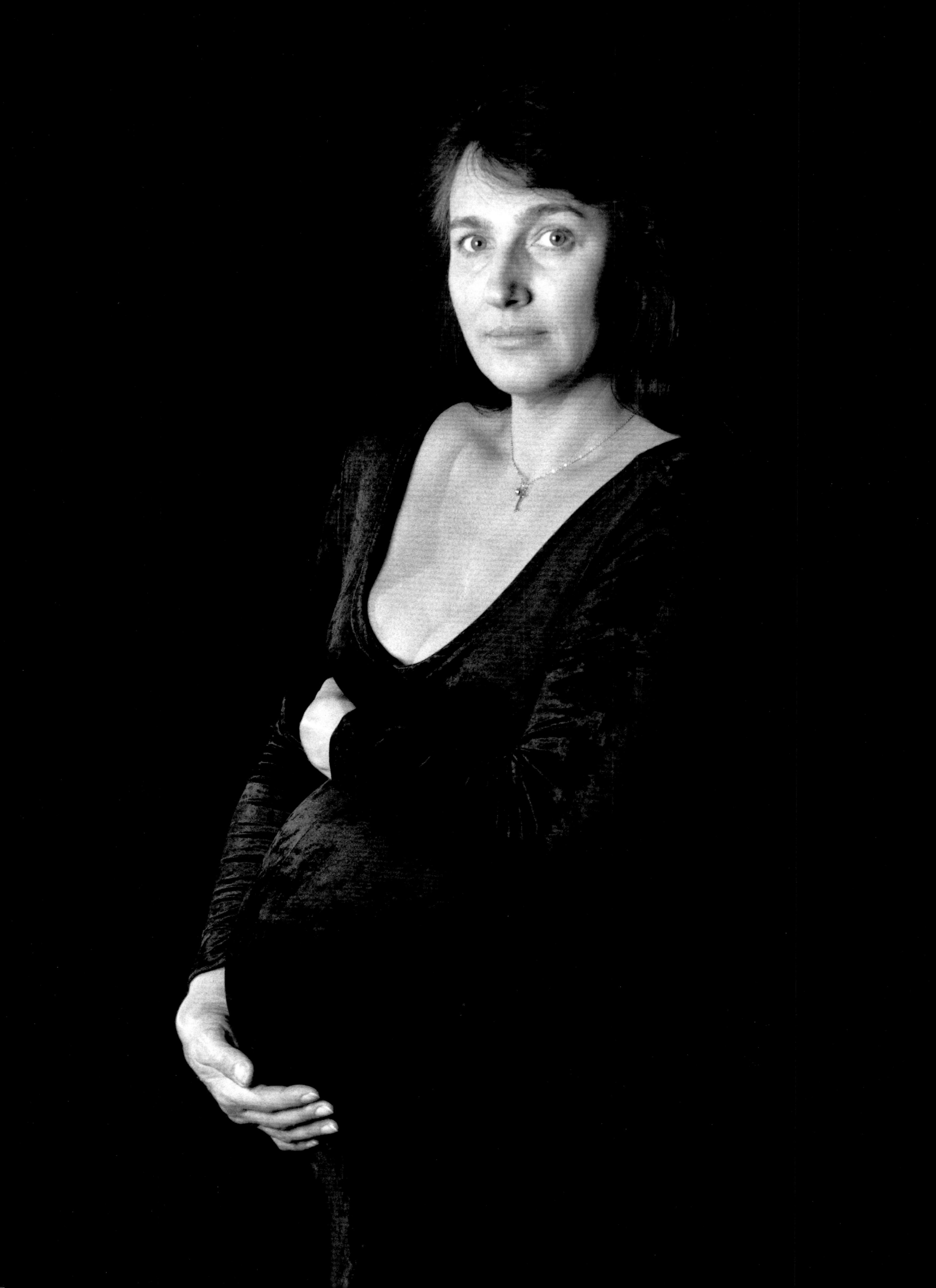

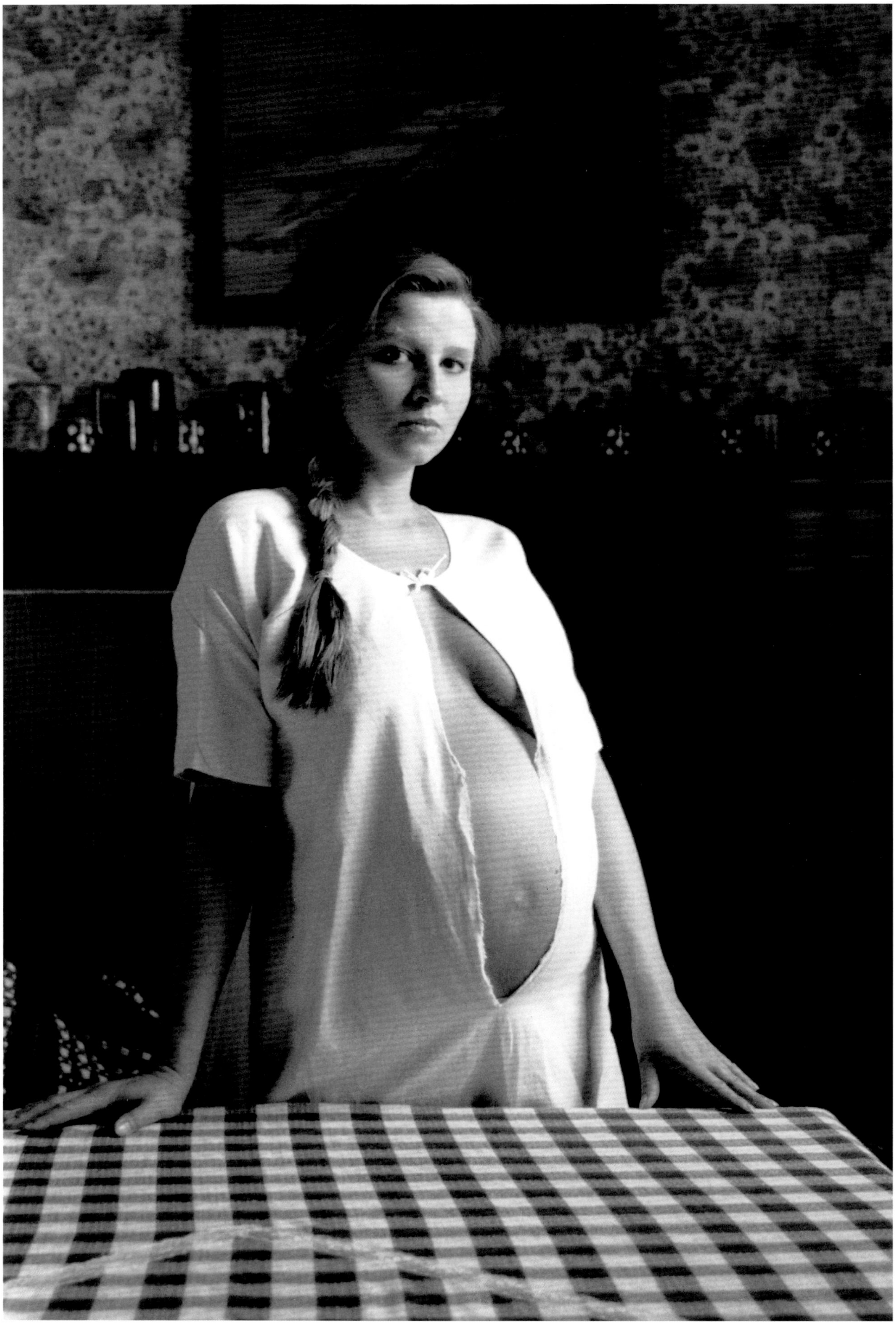

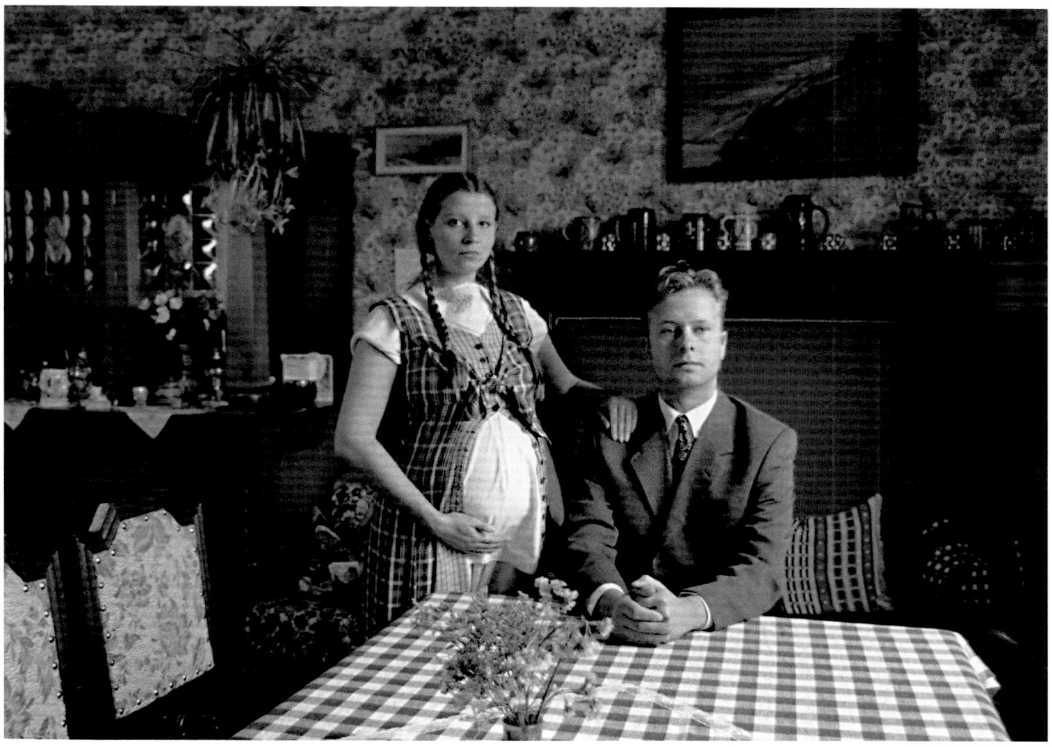

„Aus Erzählungen meines Vaters erfuhr ich, daß dies alte Haus in der Zeit meiner Urgroßeltern immer mit Leben erfüllt war. Seit meiner Kindheit kann ich mich aber nur an das Ticken einer Wanduhr erinnern, die diesem Raum eine Zeit gab. Jetzt ist unsere Zeit gekommen, diesem Haus neues Leben einzuhauchen, vielleicht mit vielen Kindern und einer großen Familie."

Nicole, 25 Jahre, Werbekauffrau, 1. Kind

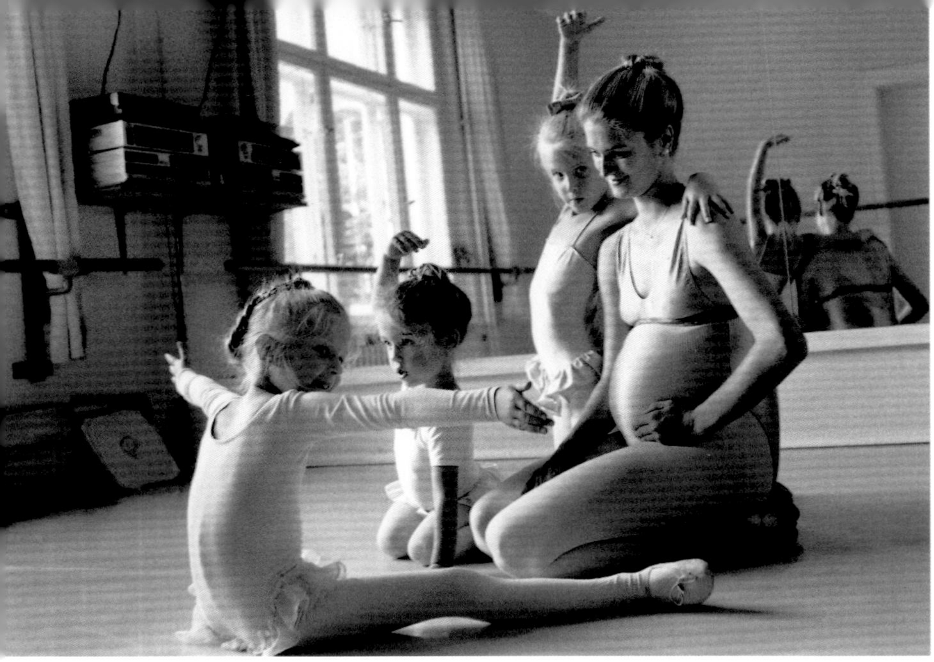

„Mit 10 Jahren habe ich meinen heutigen Mann kennengelernt, er war mein Ballettmeister. Als ich 16 war, war er doppelt so alt wie ich, aber ich wußte, es bleibt nicht so – wir wurden ein Paar. Er wollte damals keine Kinder; ich setzte meinen Kopf durch und bekam mit 22 meine erste Tochter. Jetzt wurde das Kind das Schönste und Wichtigste für ihn, und in den Abständen von zwei Jahren kamen meine zweite und dritte Tochter zur Welt – nun ist es schon wieder zwei Jahre her, und meine vierte Tochter Montserrat-Chantal wird bald geboren. Mein Ballettunterricht geht dann nach sechswöchiger Pause weiter wie immer."

Carola, 29 Jahre, Ballerina und Ballettpädagogin, verheiratet, 3 Töchter (6, 4, 2 Jahre)

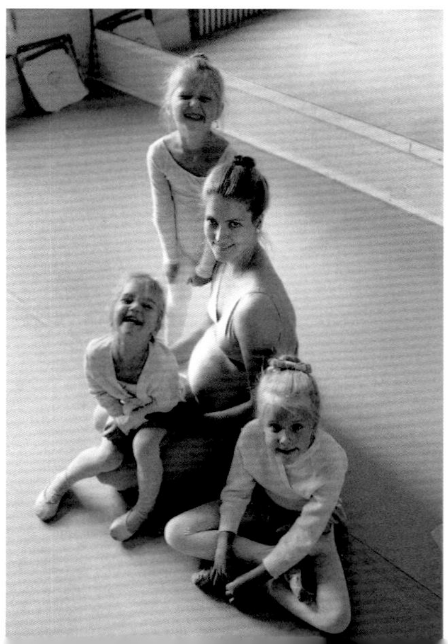

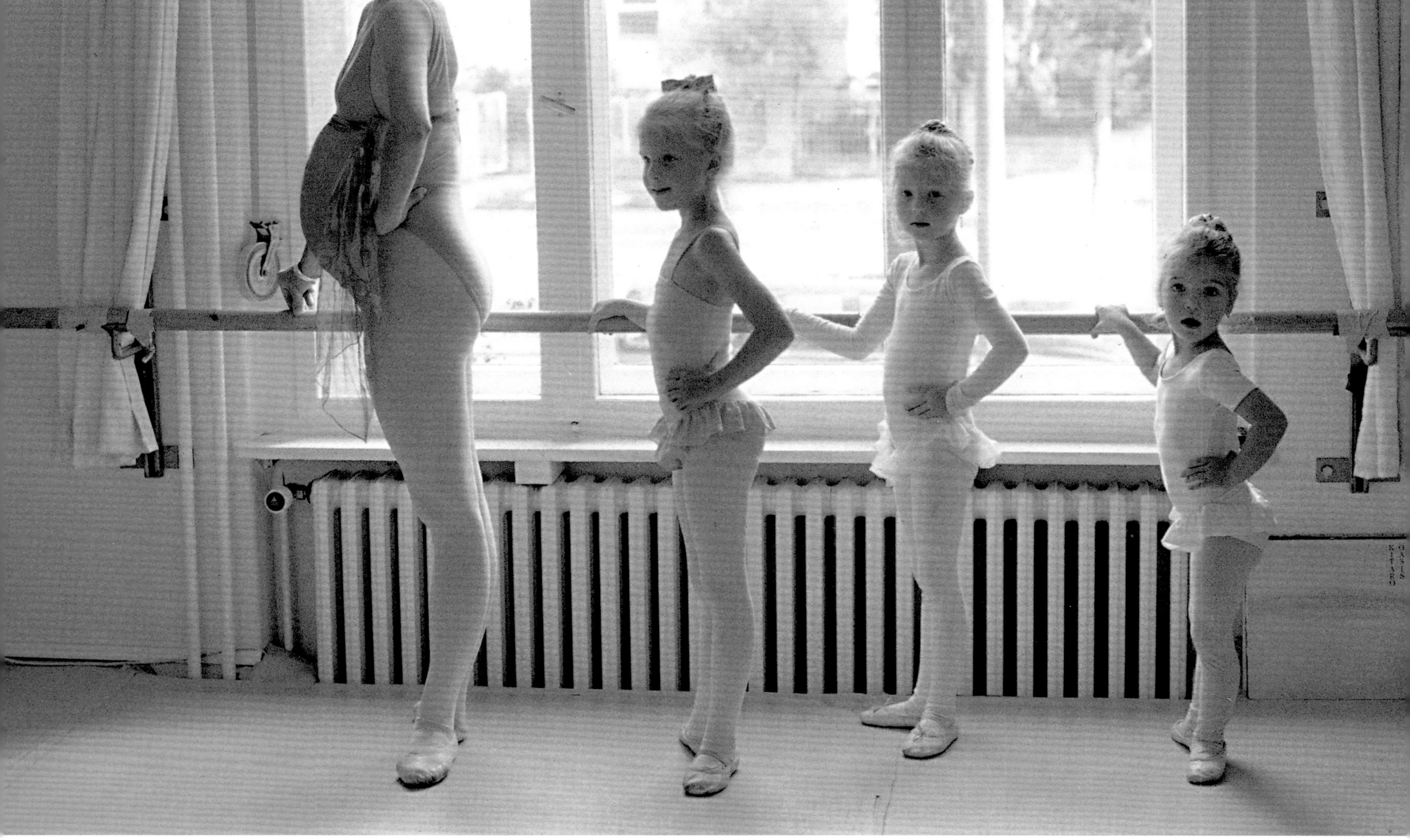

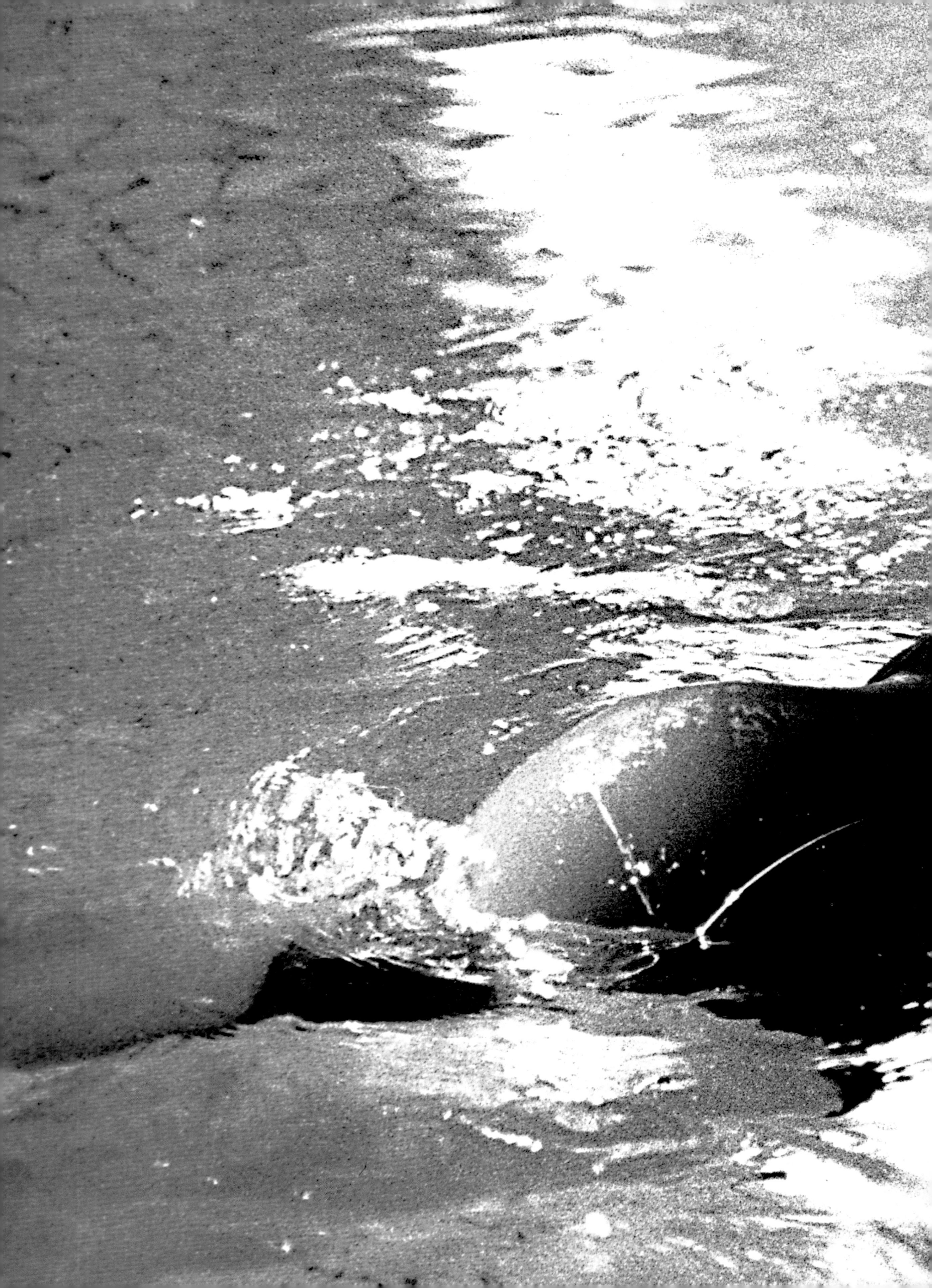

„Ich hätte noch länger trainiert, aber dann ging der Judogürtel nicht mehr um den Bauch, also mußte ich etwas anderes finden."

Jacqueline, 30 Jahre, Studentin der Pflegepädagogik, 1. Kind

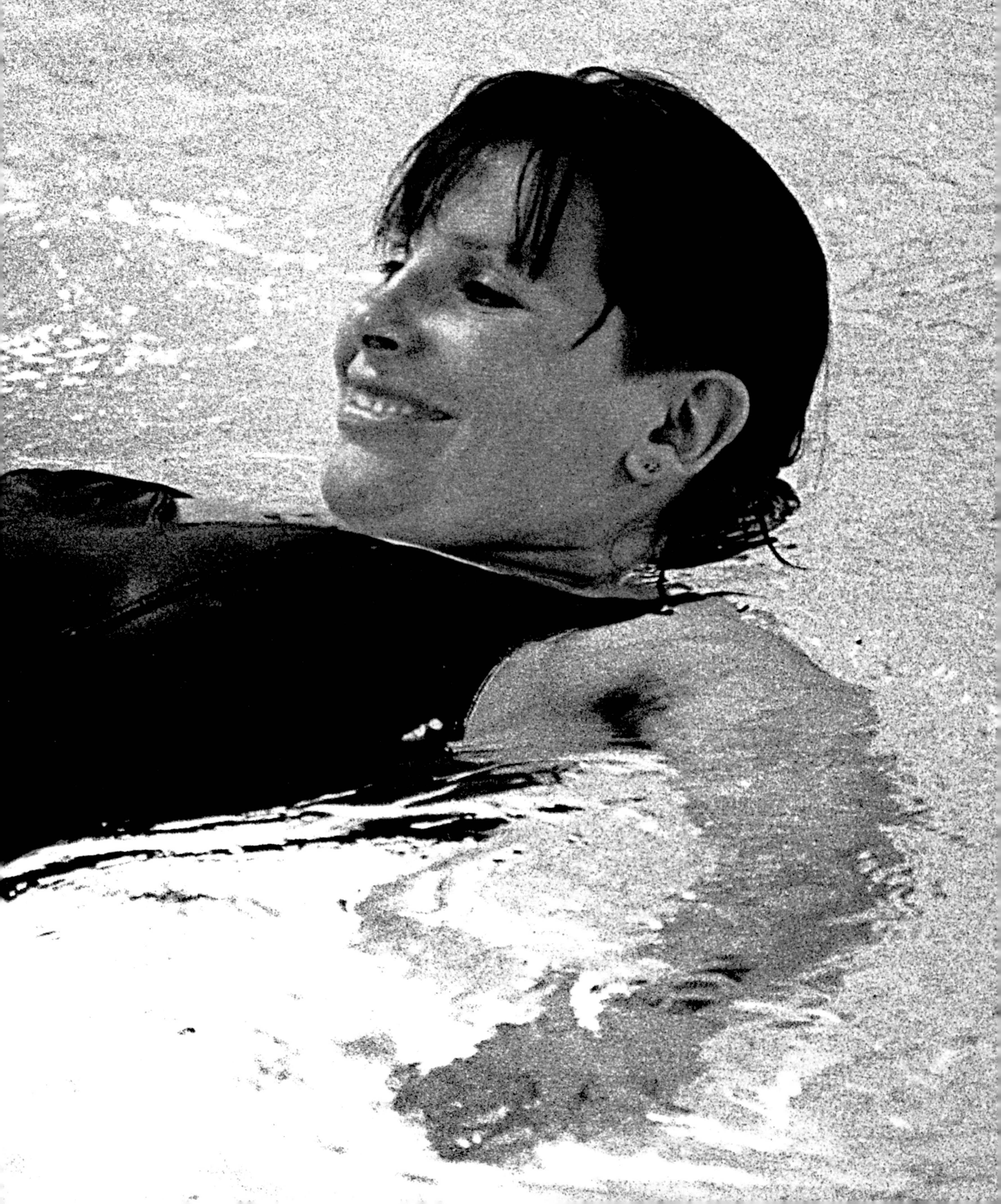

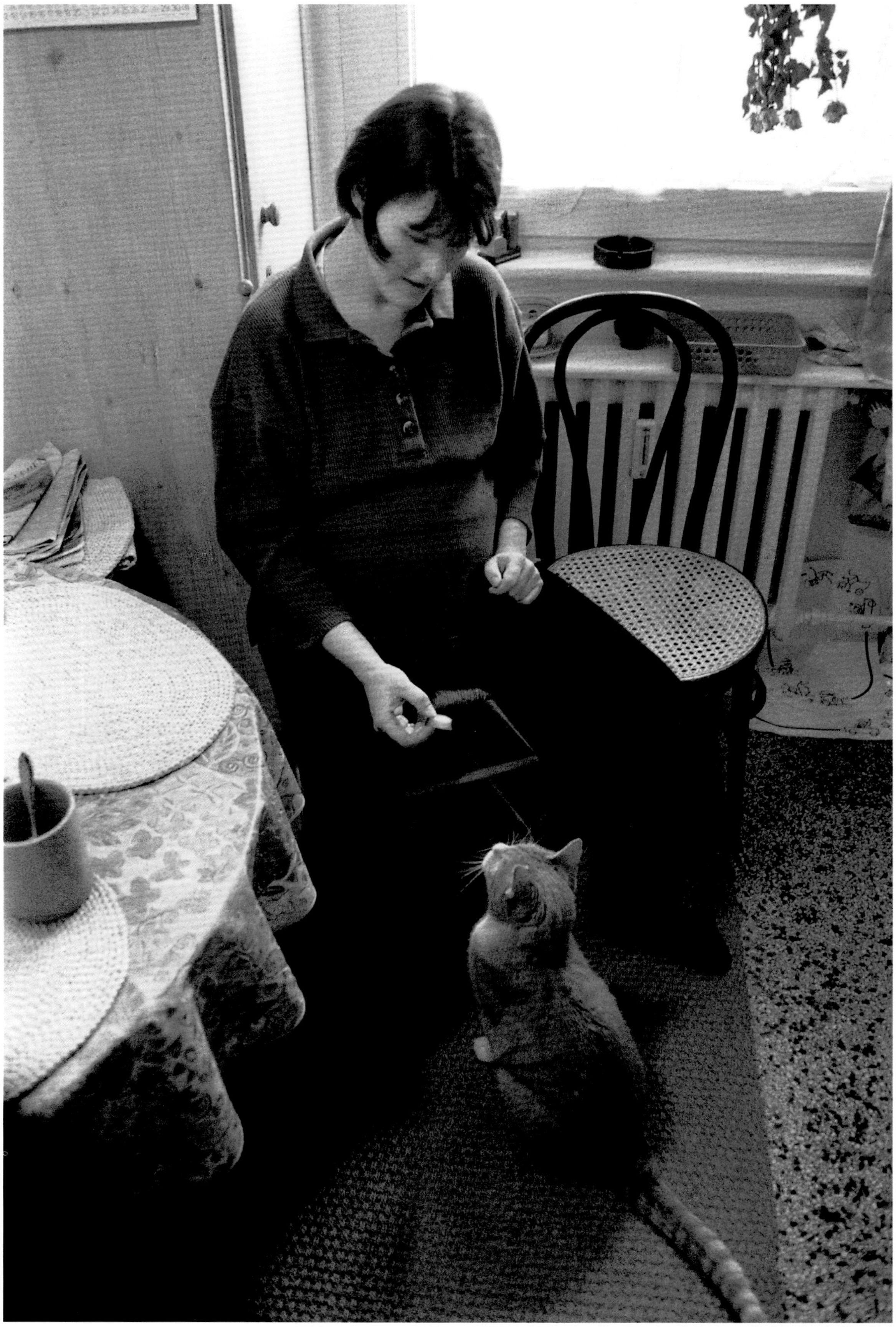

„Heute habe ich meine Katze besucht, die in der letzten Zeit bei Freunden leben muß - meine Hebamme ist gegen Katzen allergisch, und für mich kommt nur eine Hausgeburt in Frage."

Birgit, 30 Jahre, früher Kripokommissarin,
jetzt Krankengymnastin, 1. Kind

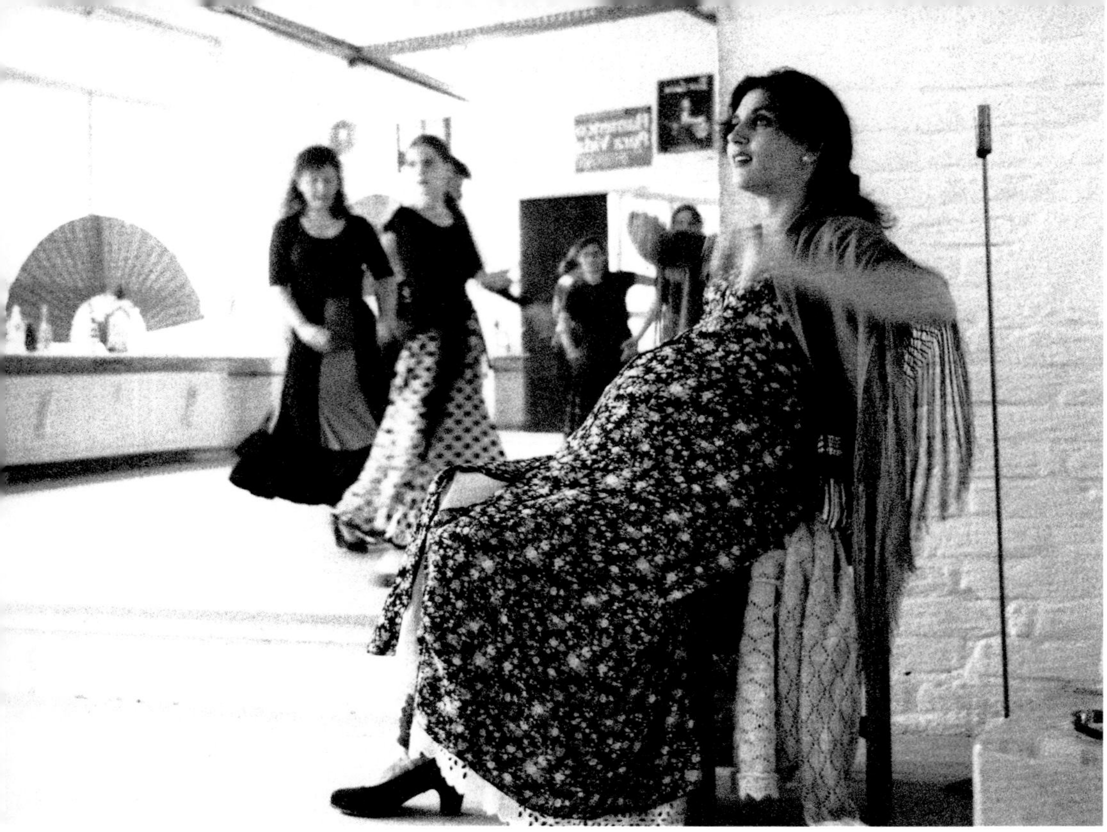

„Alleine war ich nie. Meine 3 Kinder Mascha, Davin und Joshua und mein Beruf füllten mich aus - dann kam das Engagement für den Ärztekongreß; das Gespräch verlief anders als geplant. Zum Auftritt kam es dann nicht mehr. Ich wurde schwanger, und Max wird bald geboren."

Nicole, 32 Jahre, Flamencotänzerin, zum zweiten Mal verheiratet seit März 1996, 3 Kinder – 1 Tochter (12 Jahre), 2 Söhne (10 und 8 Jahre)

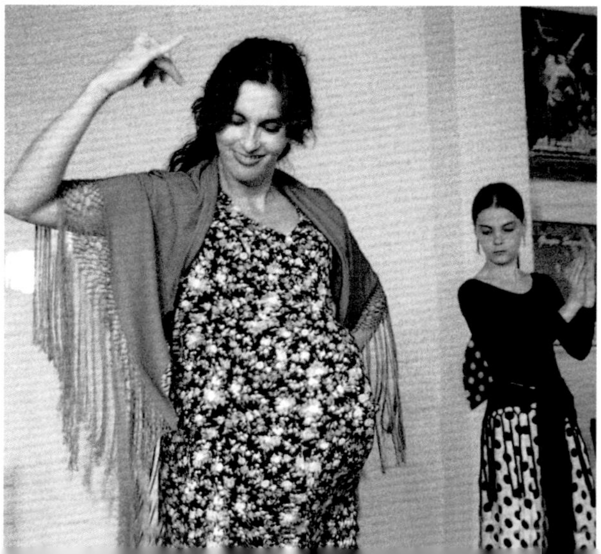

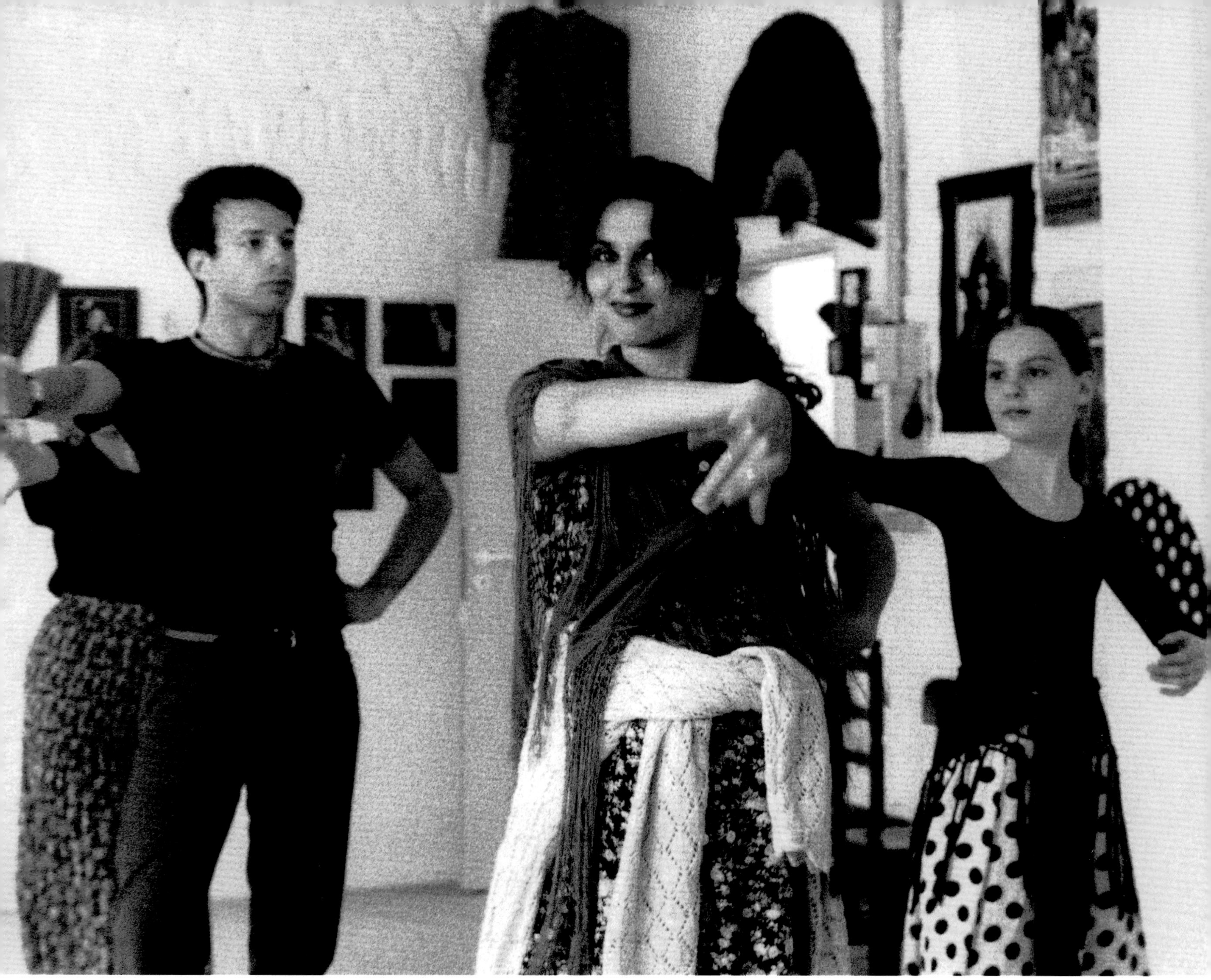

„Abergläubisch bin ich nicht, aber die Zahl 7 hat für mich eine gewisse Bedeutung. Mein Bruder ist 7 Jahre älter als ich, ‚Urmel' ist mein 7. Sittich, und unser Baby wird im verflixten 7. Jahr geboren."

Marina, 35 Jahre,
Studienrätin, verheiratet, 1. Kind

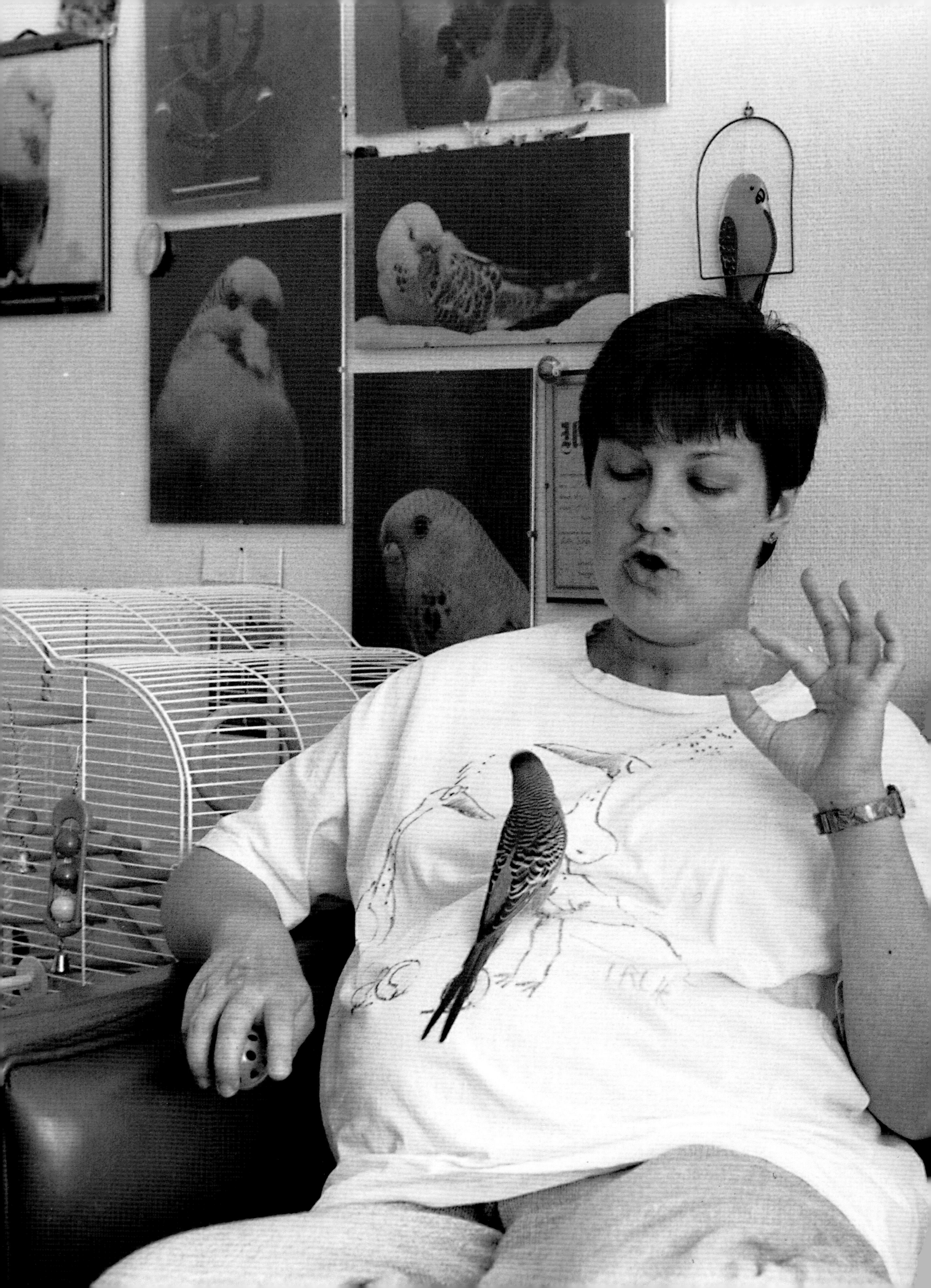

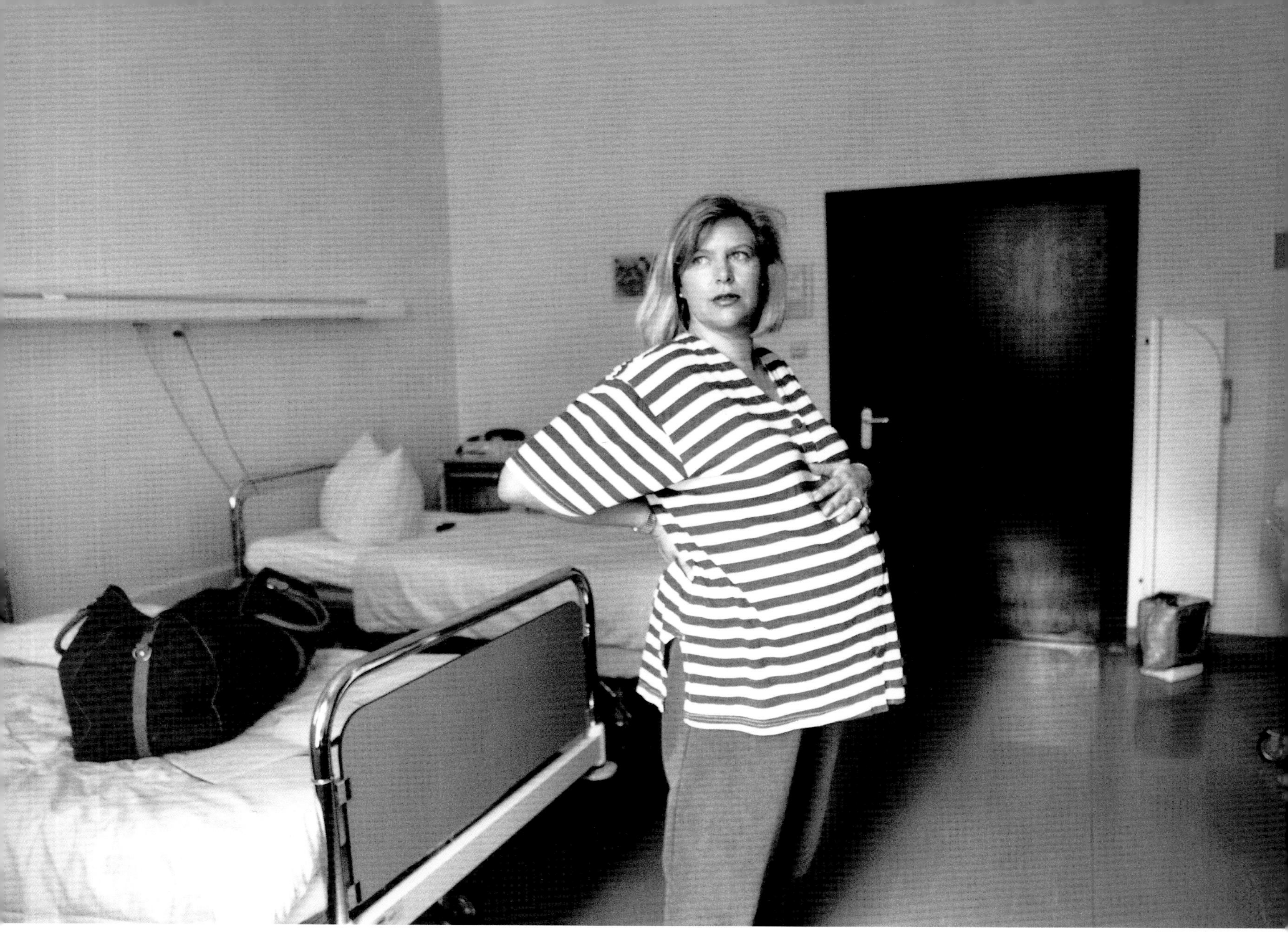

„Meine ersten beiden Schwangerschaften verliefen ganz normal. Nach 2 Spontan-Geburten nun der geplante Kaiserschnitt. Keine Wehen, keine Ankündigungen - ich komme jetzt. Ich gehe ins Krankenhaus, der Termin steht bereits fest. Sogar die Uhrzeit ist schon vorher bekannt. Diesmal habe ich ganz andere Ängste und warte passiv auf das, was da so kommt."

Petra, 35 Jahre, Kosmetikerin, verheiratet, 2 Töchter (6 und 7 Jahre)

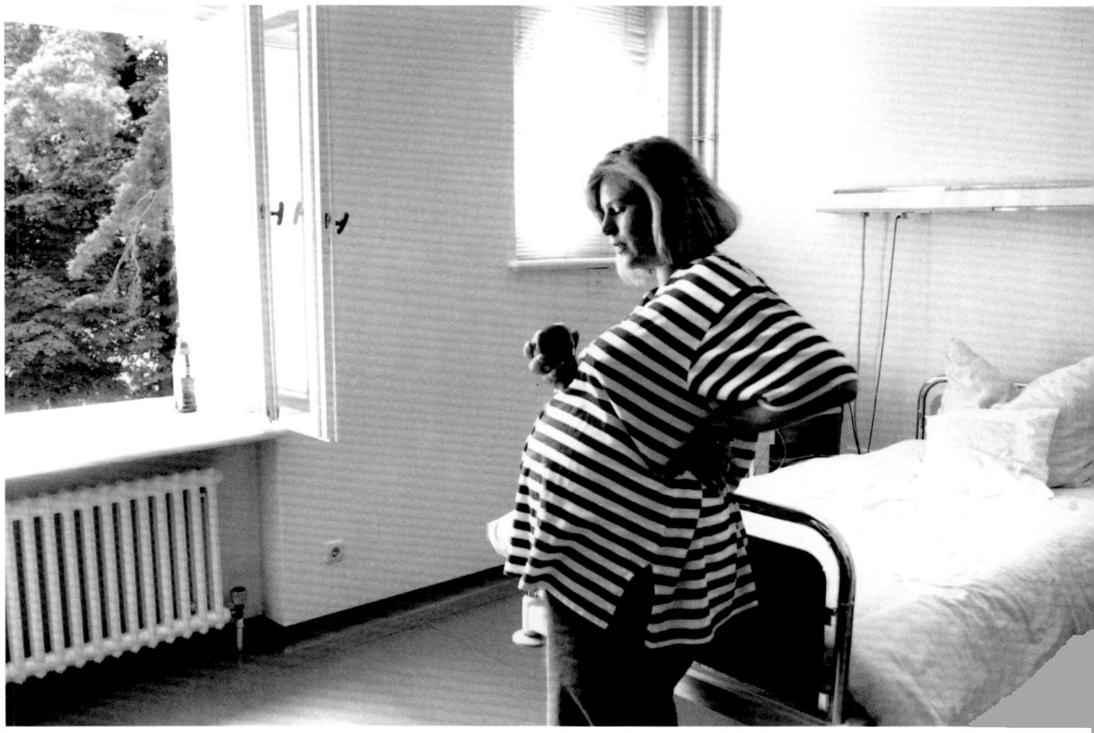

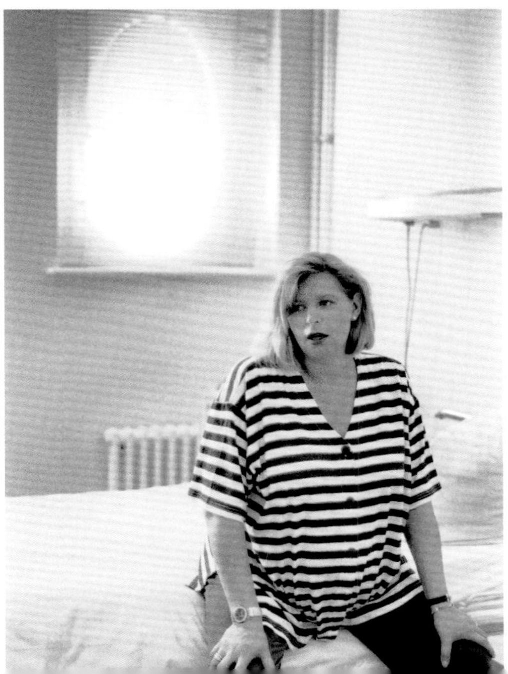

„Berlin ist mir zu groß und zu kalt, ich lebe nun schon 10 Jahre hier und habe immer noch das Gefühl, inserieren zu müssen, um Freunde kennenzulernen oder Mütter mit Kindern. In Oldenburg habe ich das so nie empfunden. Wir haben ja noch Glück, wenigstens unsere Wohnung ist gerade noch groß genug und nicht so teuer, so daß wir hier wohnen bleiben können."

Antje, 31 Jahre, Justizwachtmeisterin, 1. Kind

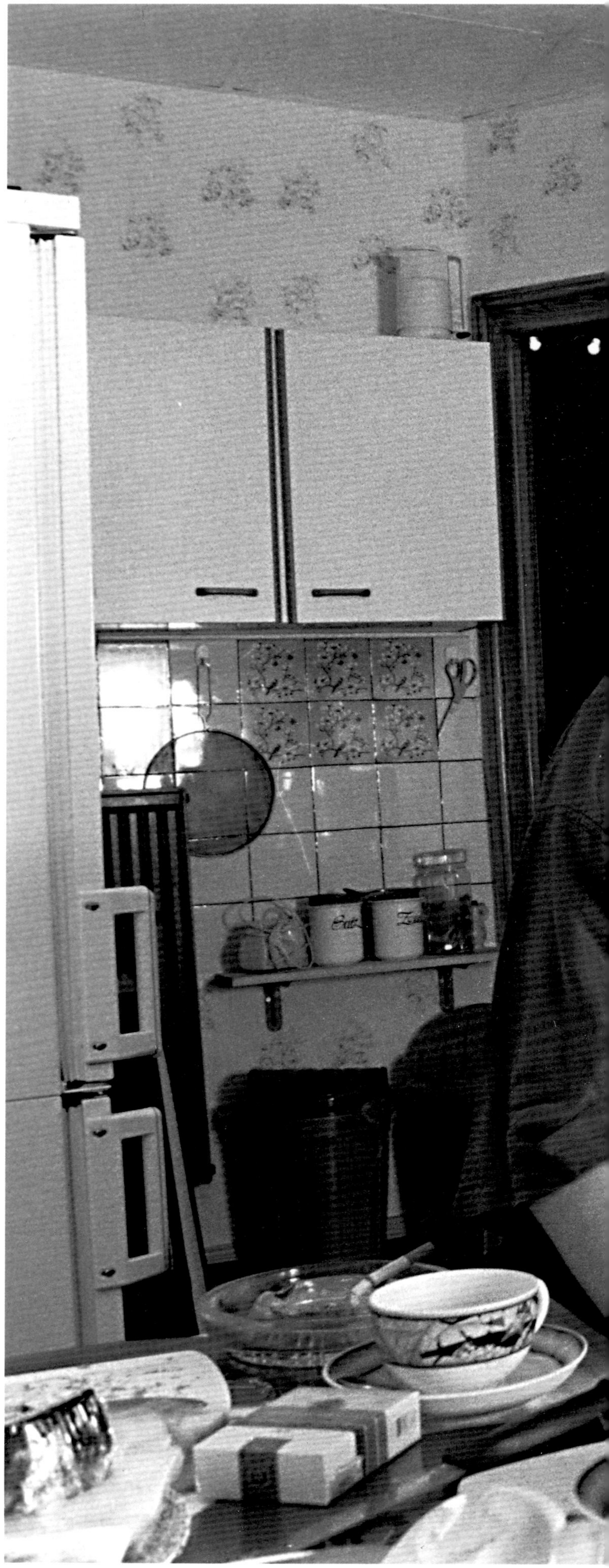

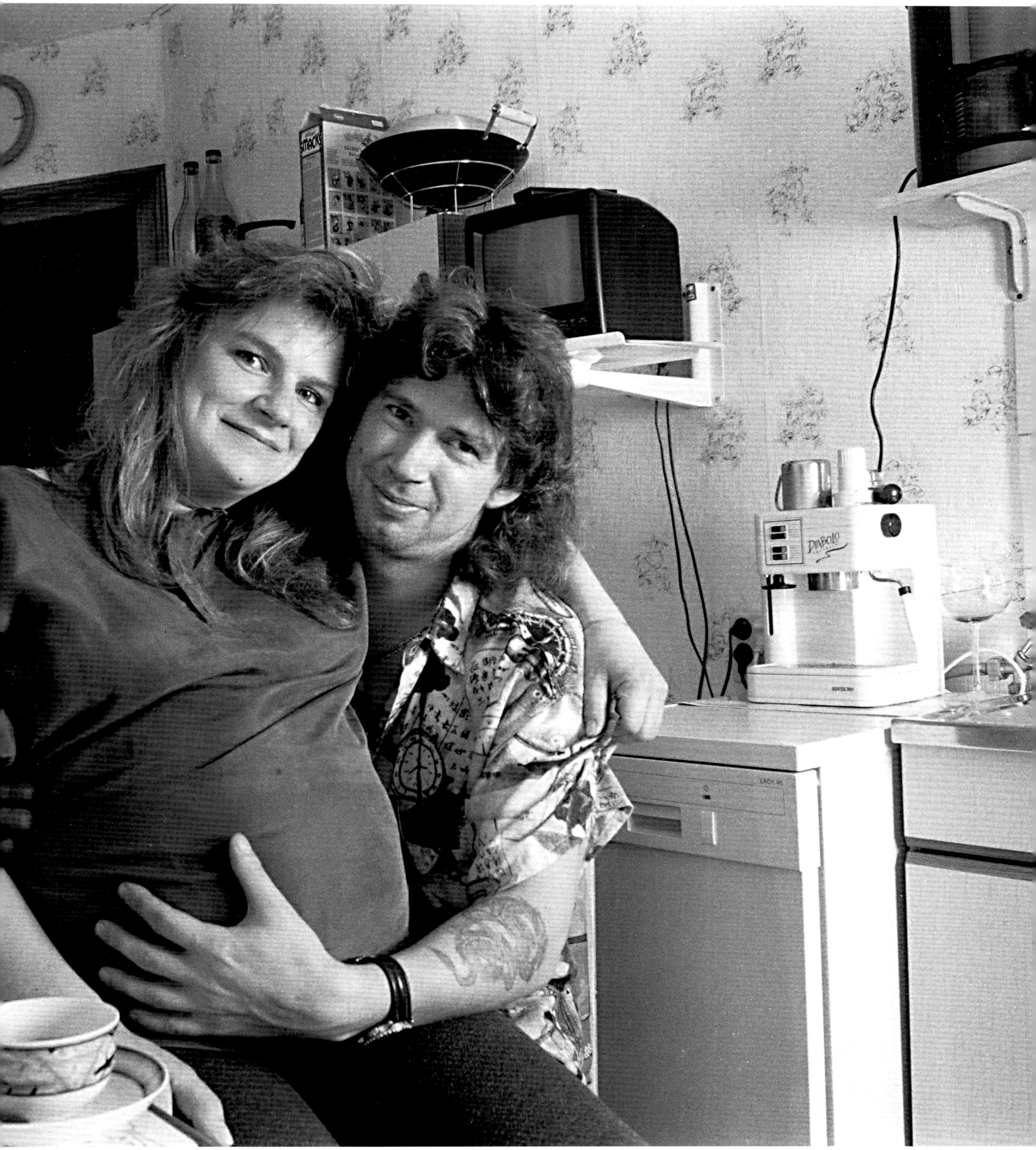
SMACKS
DIABOLO

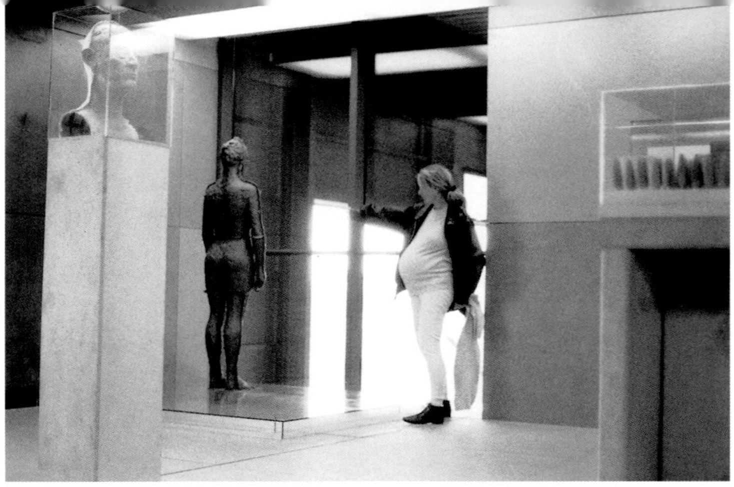

„Ich liebe das Extreme: Die Krankenschwester, die sich nachts in eine Barfrau mit Stöckelschuhen verwandelt und Schwulen einschenkt, gehört der Vergangenheit an - aber mein Fernstudium zur Innenarchitektin ist hoffentlich bald abgeschlossen. Auch der Potsdamer Platz wird zu dieser Zeit geboren, ich hoffe, daß er eine positive Zukunft haben wird - noch ist alles offen."

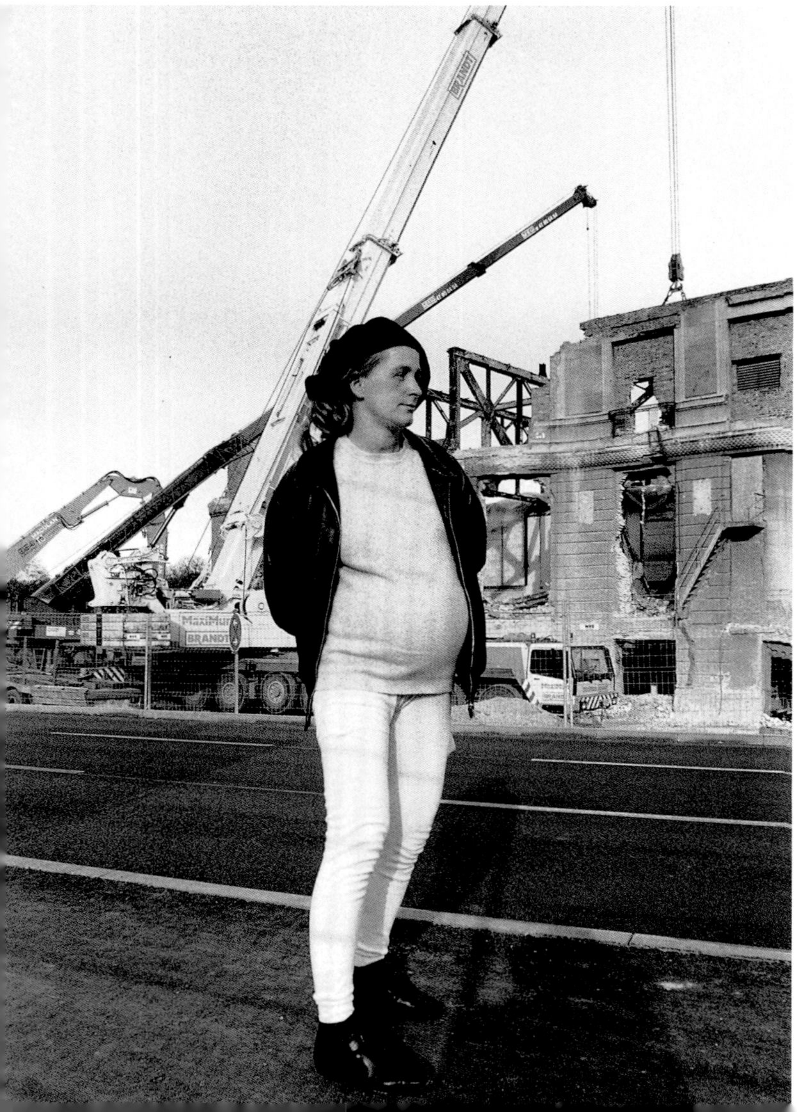

Marion, 32 Jahre,
noch Kinderkrankenschwester,
bald Innenarchitektin, 1. Kind

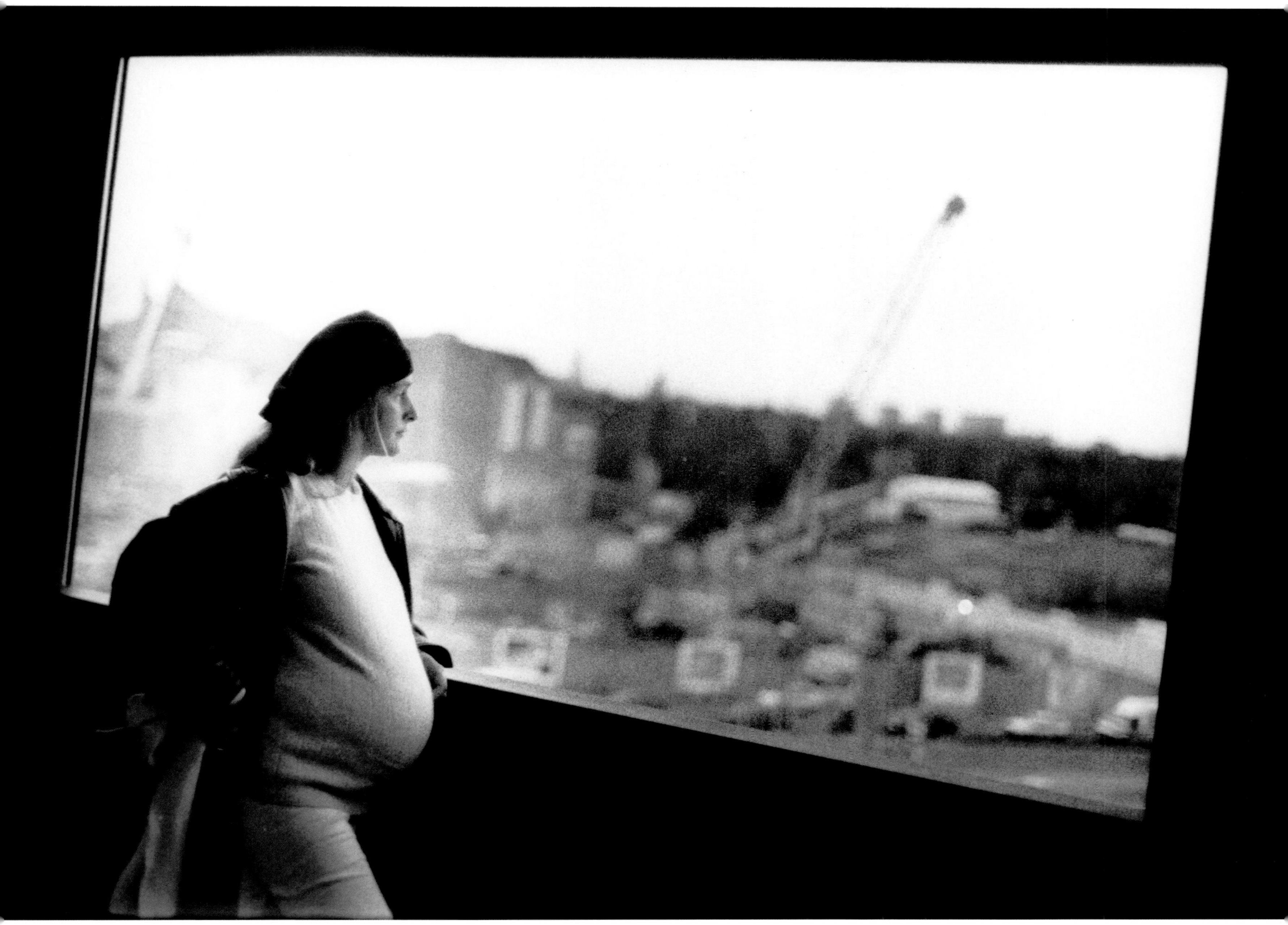

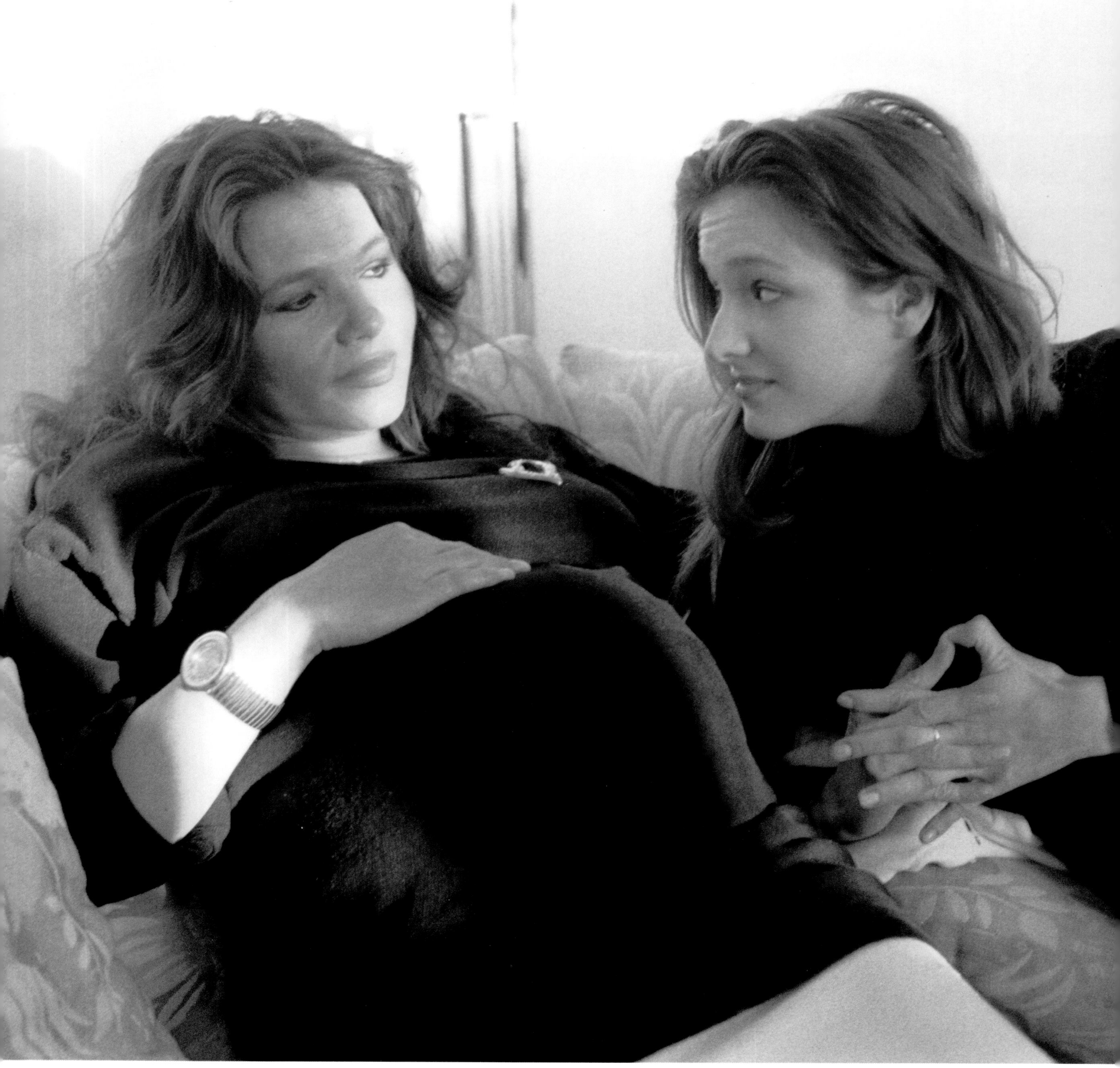

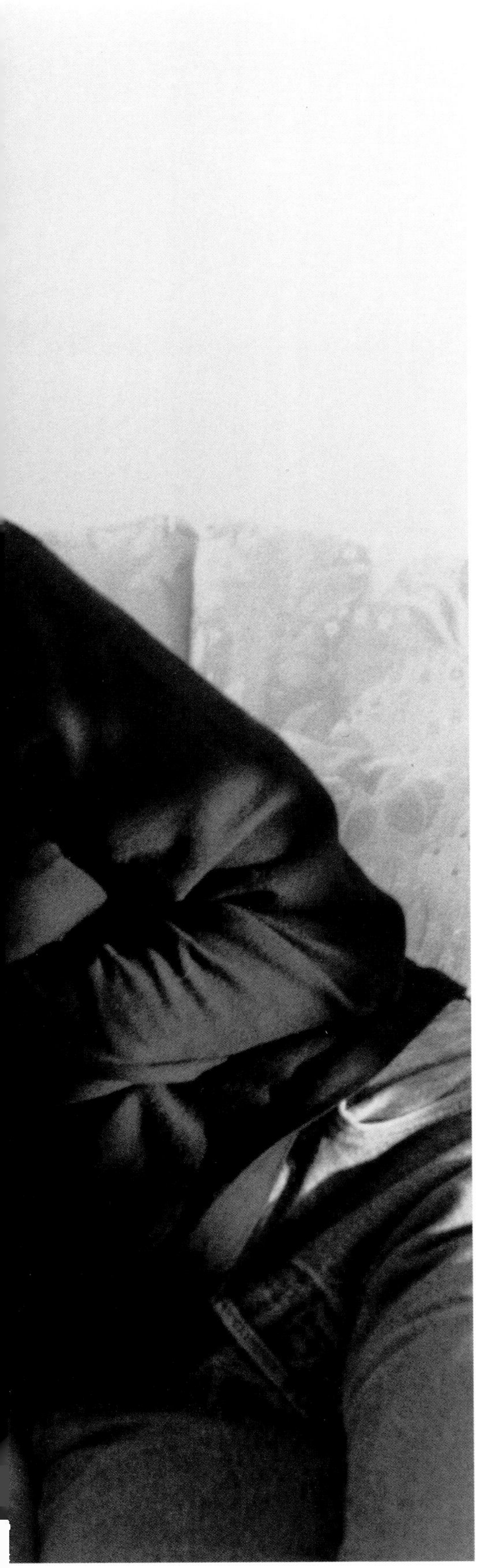

„Ich wußte nicht, wie ich ihr beibringen sollte, daß sie mit 21 Jahren nun doch noch einen Bruder bekommen wird, denn als Kind legte sie mir doch immer die kleinen Erinnerungszettel auf mein Kopfkissen, die mir zeigten, wie sehr sie sich Geschwister wünschte."

Marion, 40 Jahre, Kundenberaterin im Förderungsmanagement, ohne Mann, 1 Tochter (21 Jahre)

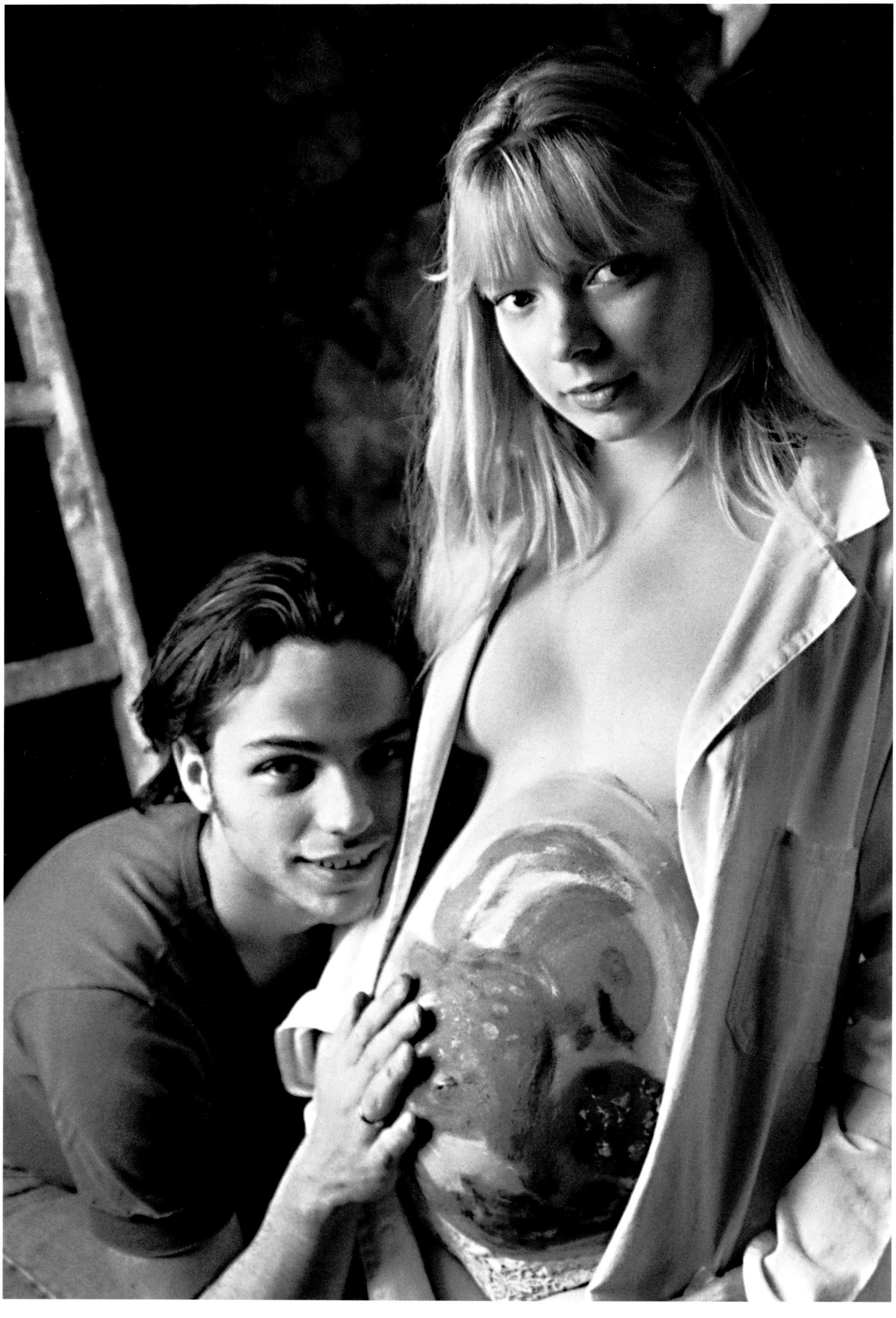

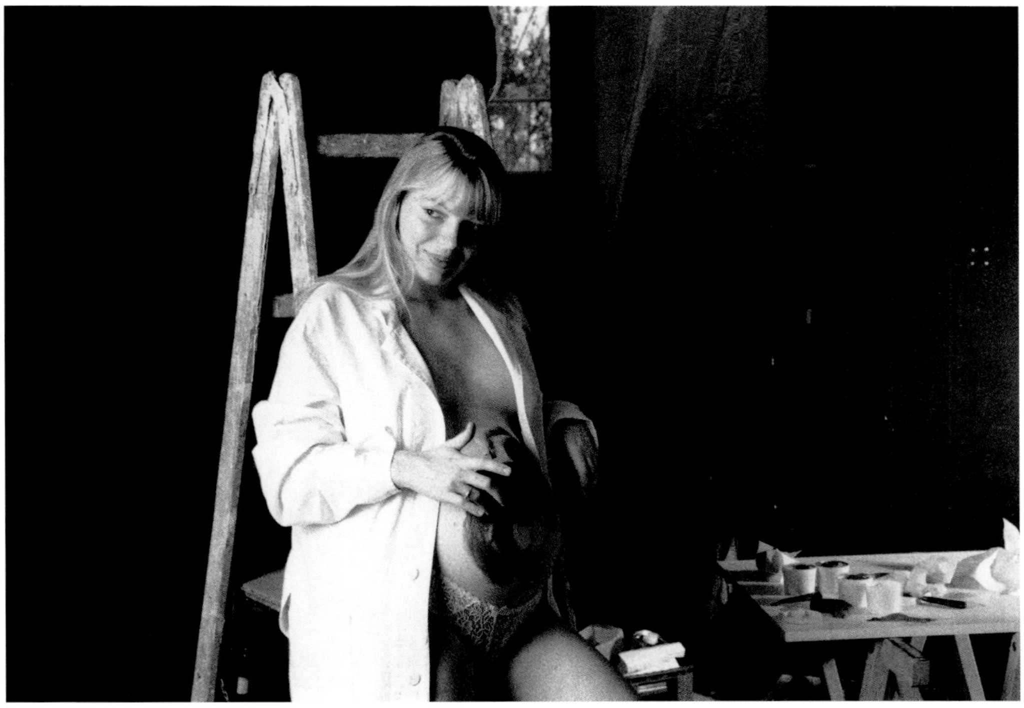

„Wir wollten das Baby, damit wir uns nie wieder trennen. Weil wir erst 17 sind, war der Weg zur eigenen Wohnung nicht leicht."

Justina, Polin, 17 Jahre, besucht noch die Schule, seit 7 Jahren in Berlin, 1. Kind

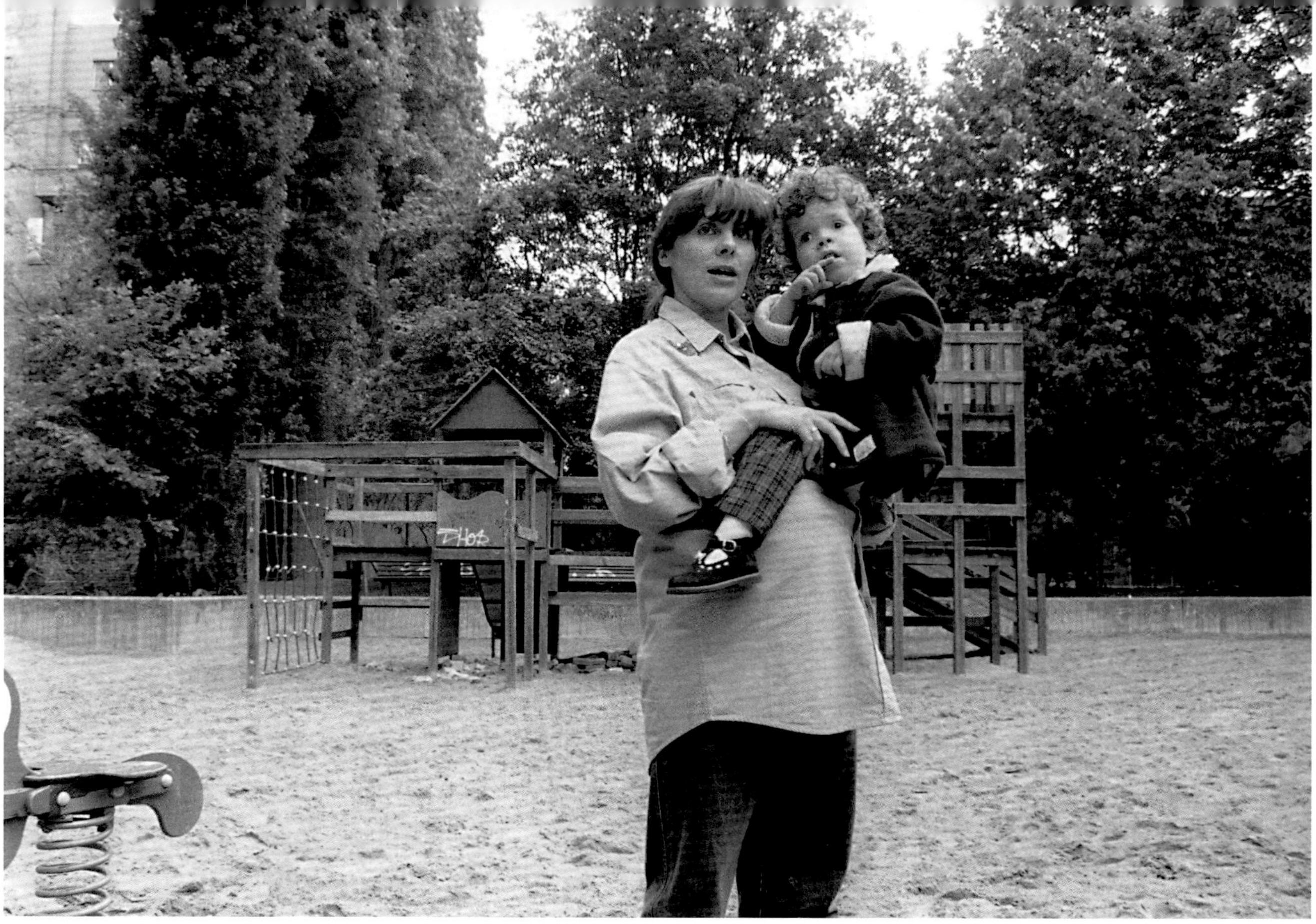

„Ich betreue Janicka schon seit ihrer Geburt, auch wenn sie nur mit Hilfe anderer spielen und schaukeln kann, löst sie in mir durch ihre heitere Art Glücksmomente aus. Diese Momente beruhigen mich und helfen mir, meine Ängste zu überwinden."

Margoscha, 32 Jahre, Lehrerin aus Polen,
lebt seit 7 Jahren in Berlin, verheiratet, 1. Kind

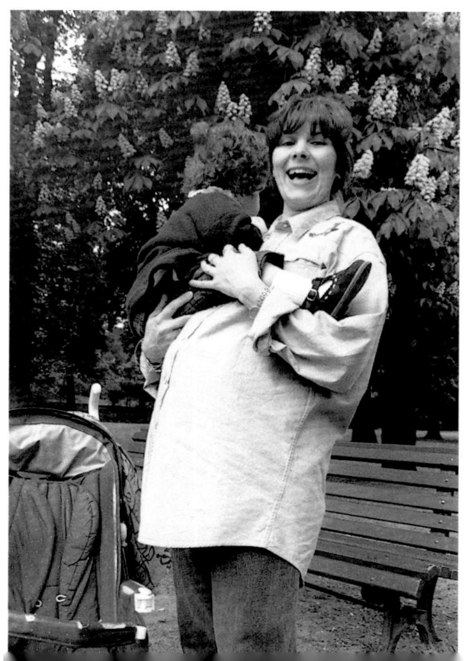

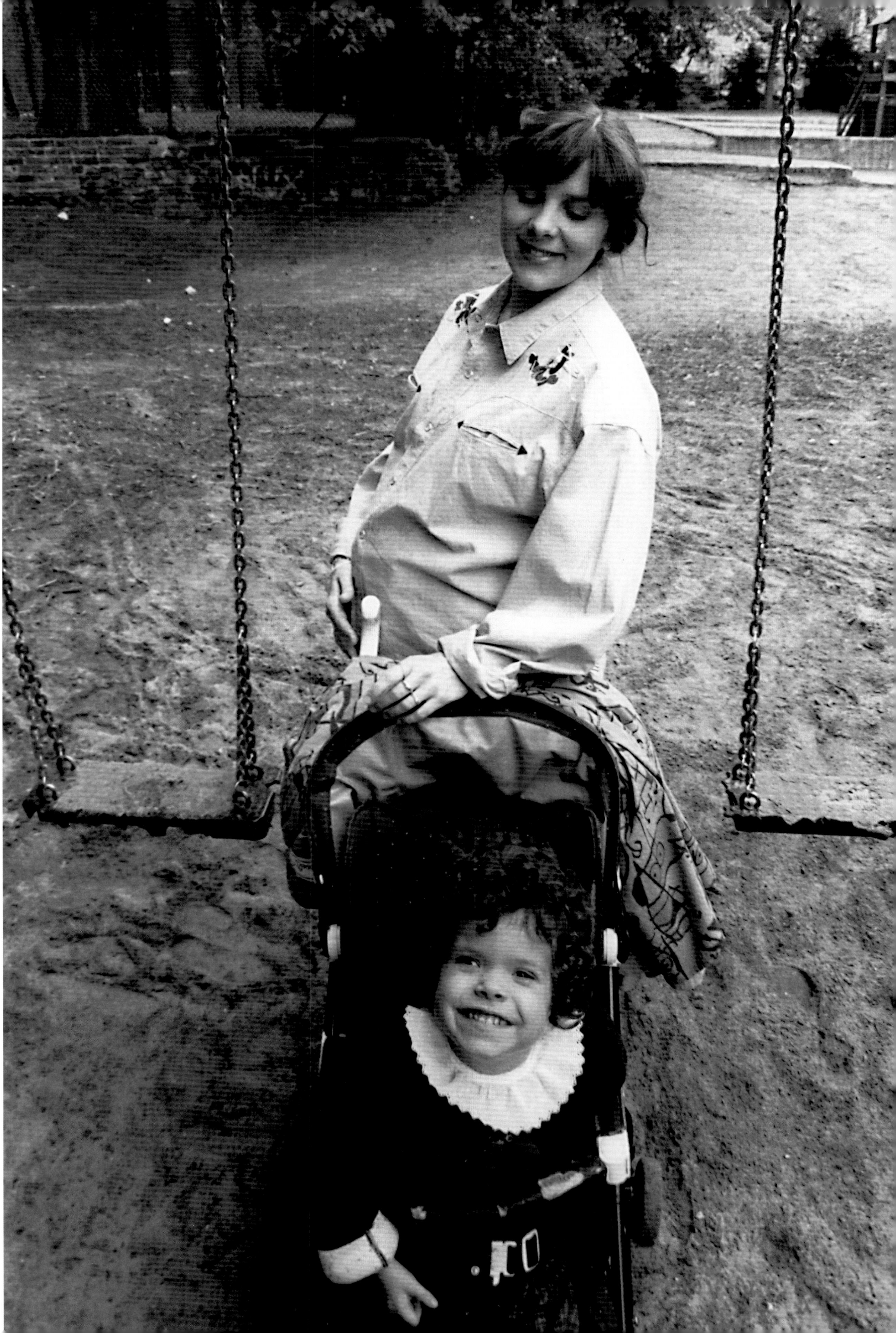

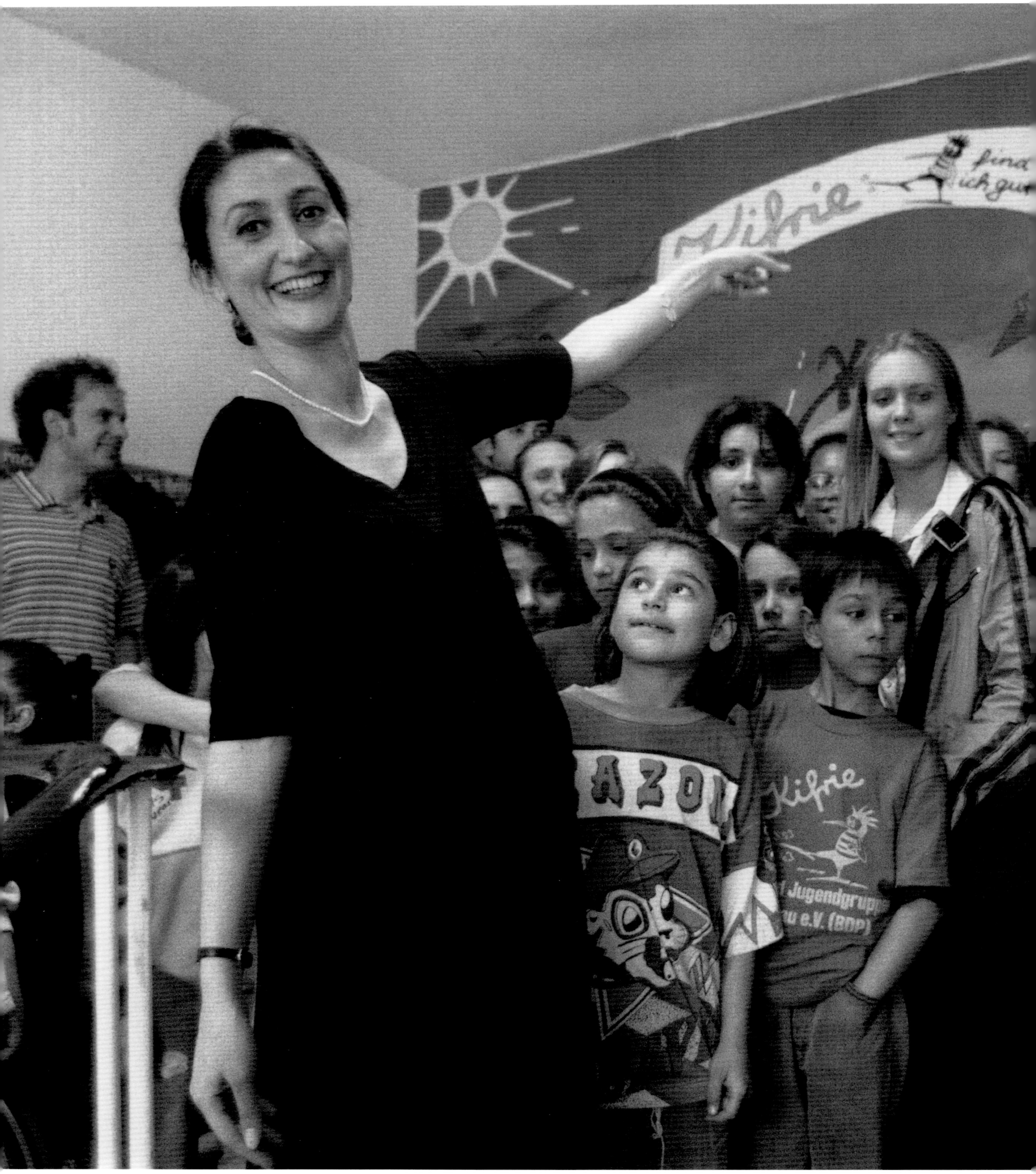
Kifrie

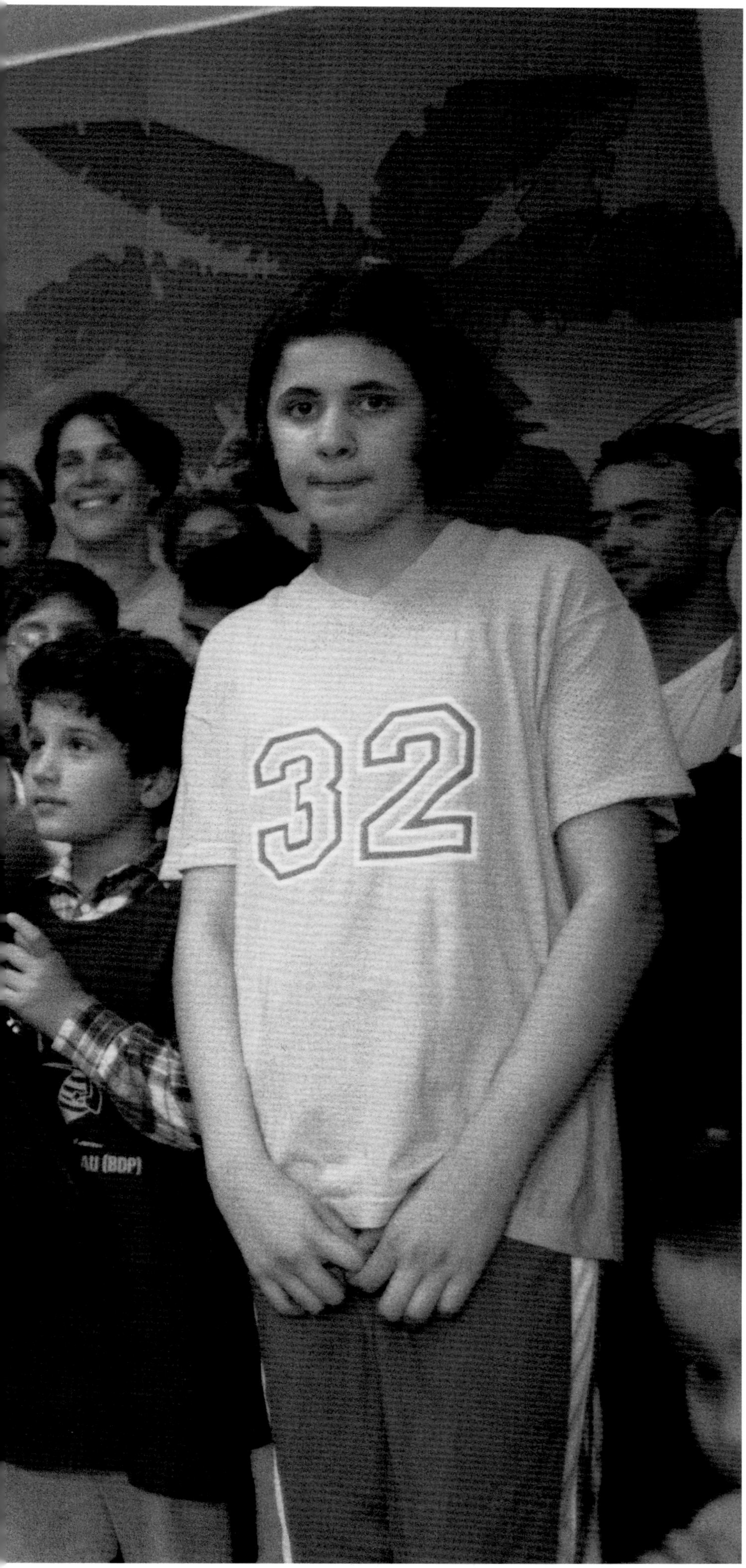

„Vor 7 Jahren hallte meine Stimme von Wand zu Wand. Es war niemand da, der mich hörte. Inzwischen aber verabschiede ich mich von einer großen Familie, die darauf wartet, daß ich wiederkomme."

Aylâ, 32 Jahre, Sozialpädagogin, verheiratet seit 12 Jahren, 1. Kind

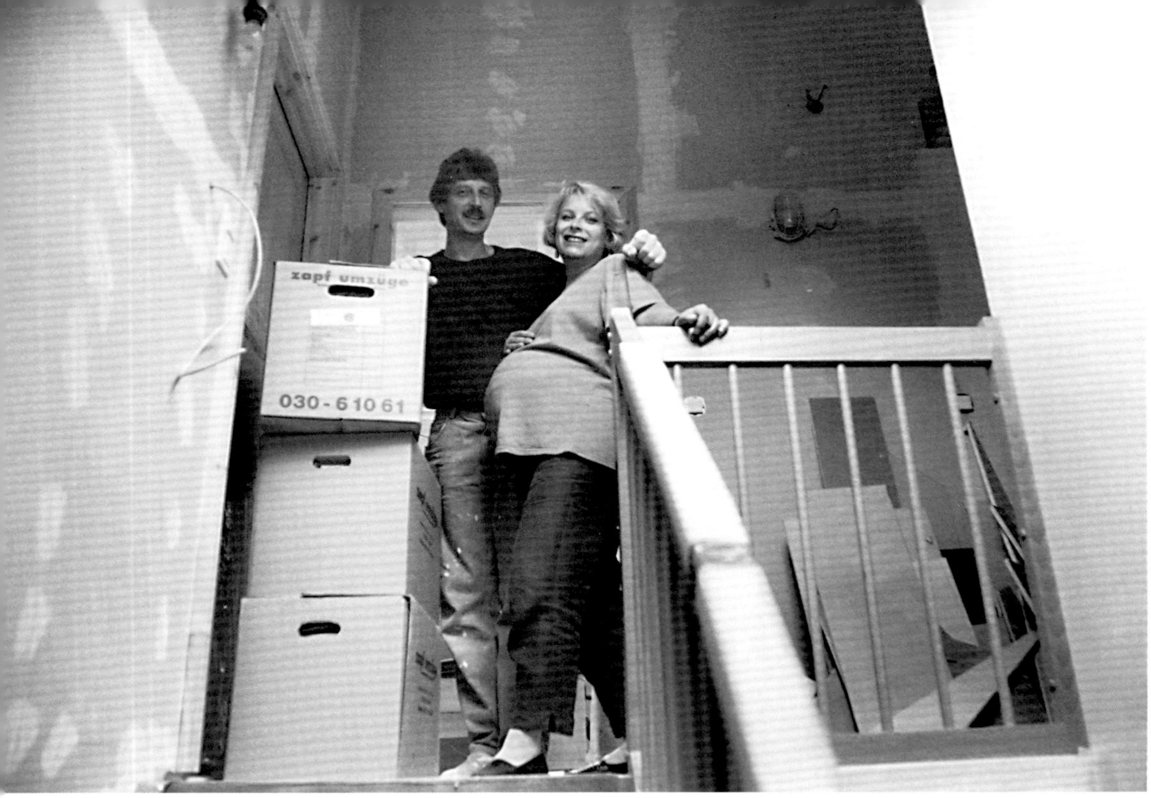

„Ich bin in meinem Leben viel hin und her gezogen. Als Tochter eines Karrieremannes wohnte ich schon als Kind in den verschiedensten Städten. Nach 11 Umzügen haben wir das alte Haus meiner Tante übernommen – nun sind wir endlich zu Hause.“ *Kerstin, 35 Jahre, Betriebswirtin, verheiratet, 1 Sohn (6 Jahre)*

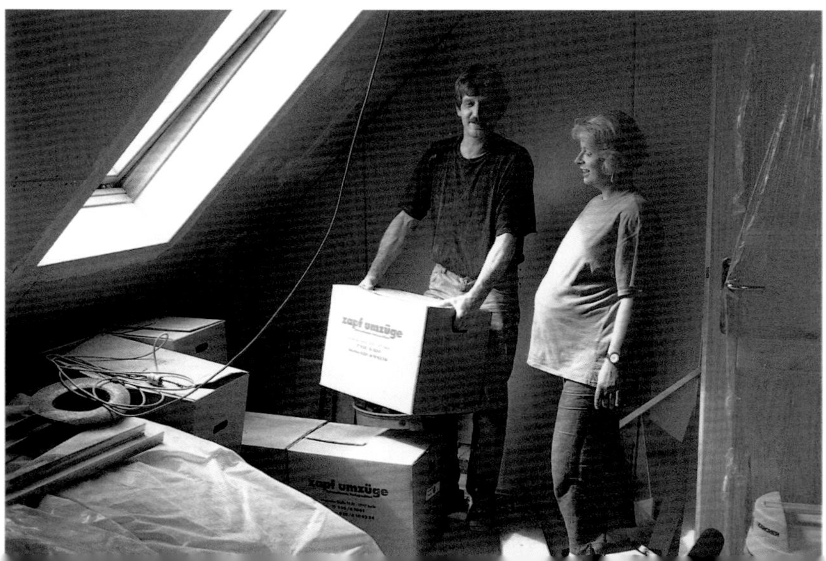

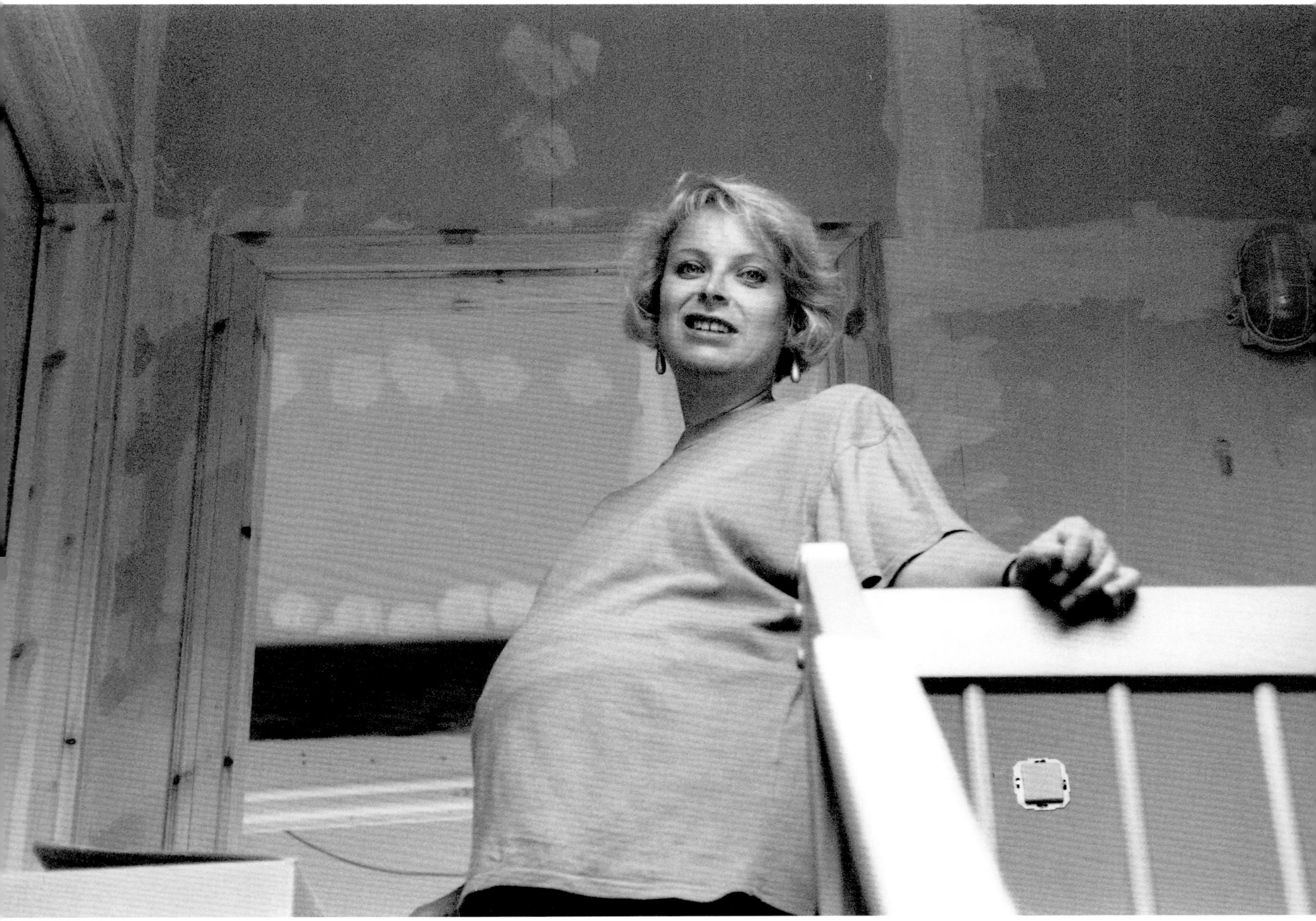

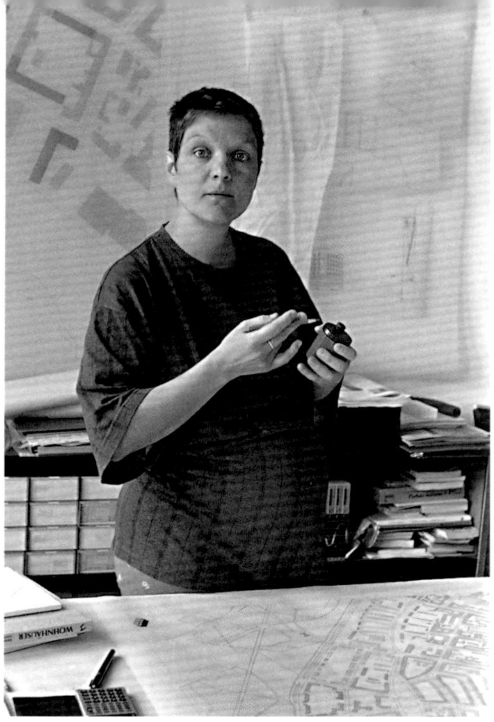

„Mein Jurastudium und Martins Diplomarbeit unter einen Hut zu bringen, ist nicht immer leicht. Ich helfe ihm bei seiner Arbeit, er ist jetzt im neunten Monat."

Theresa, 31 Jahre, Jurastudentin, 1. Kind

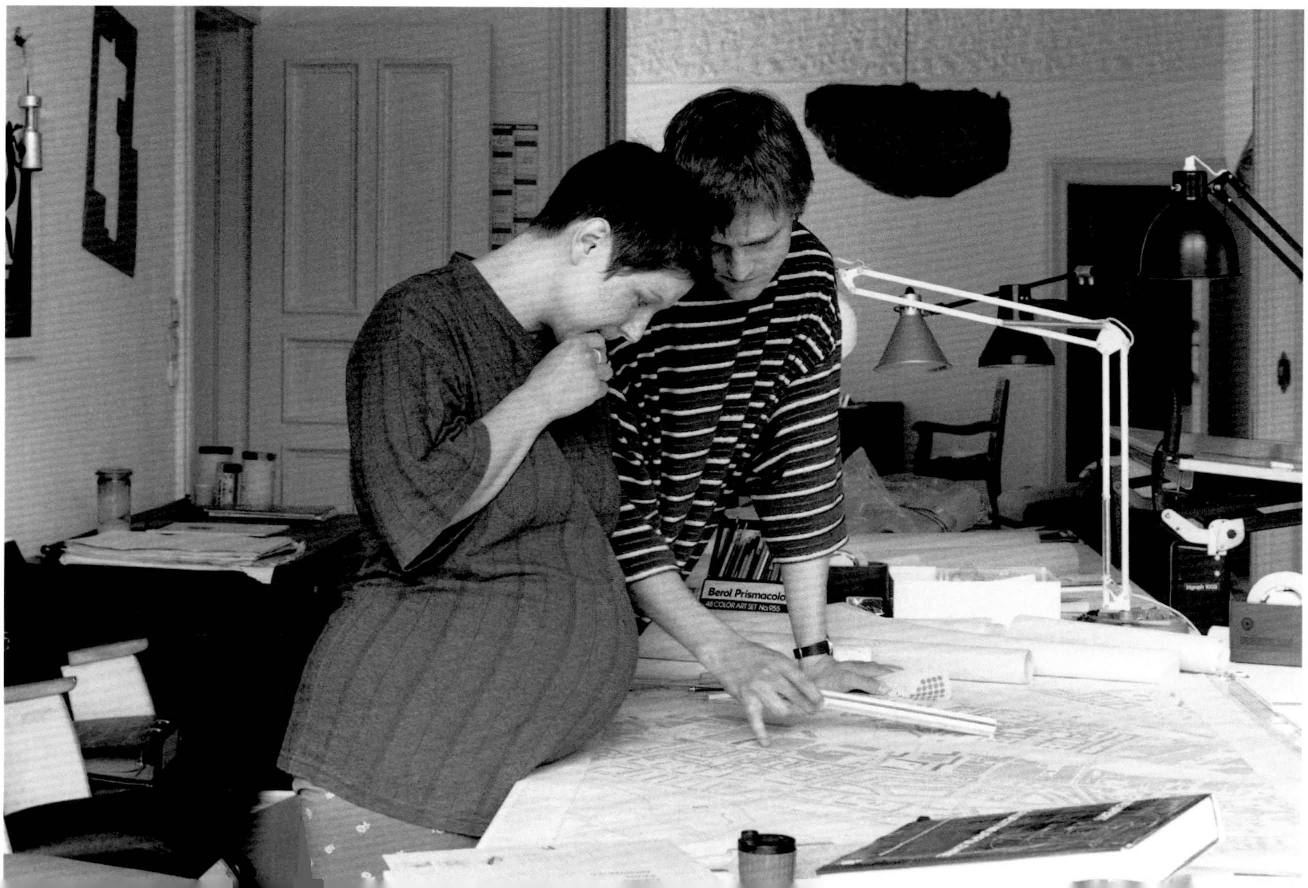

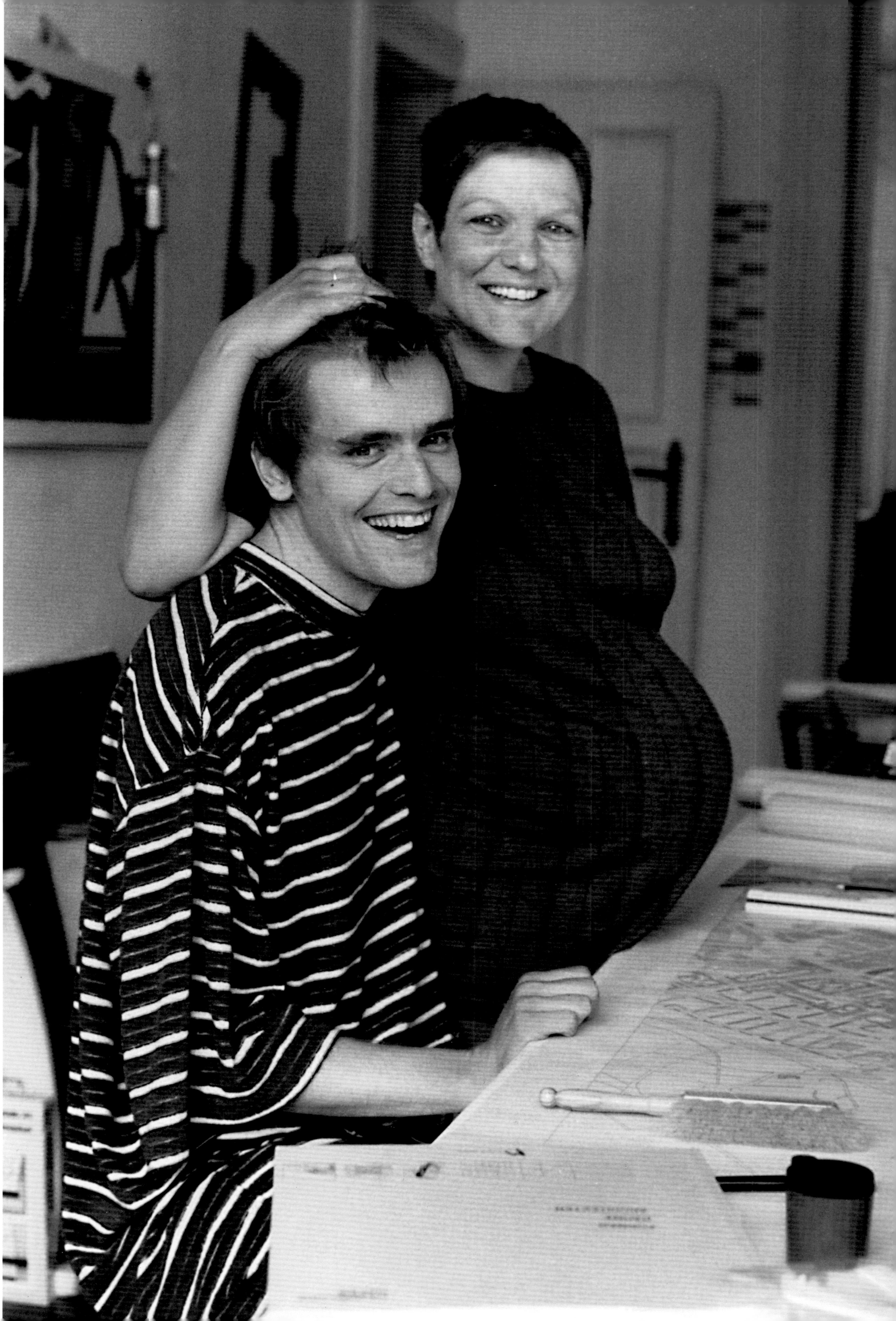

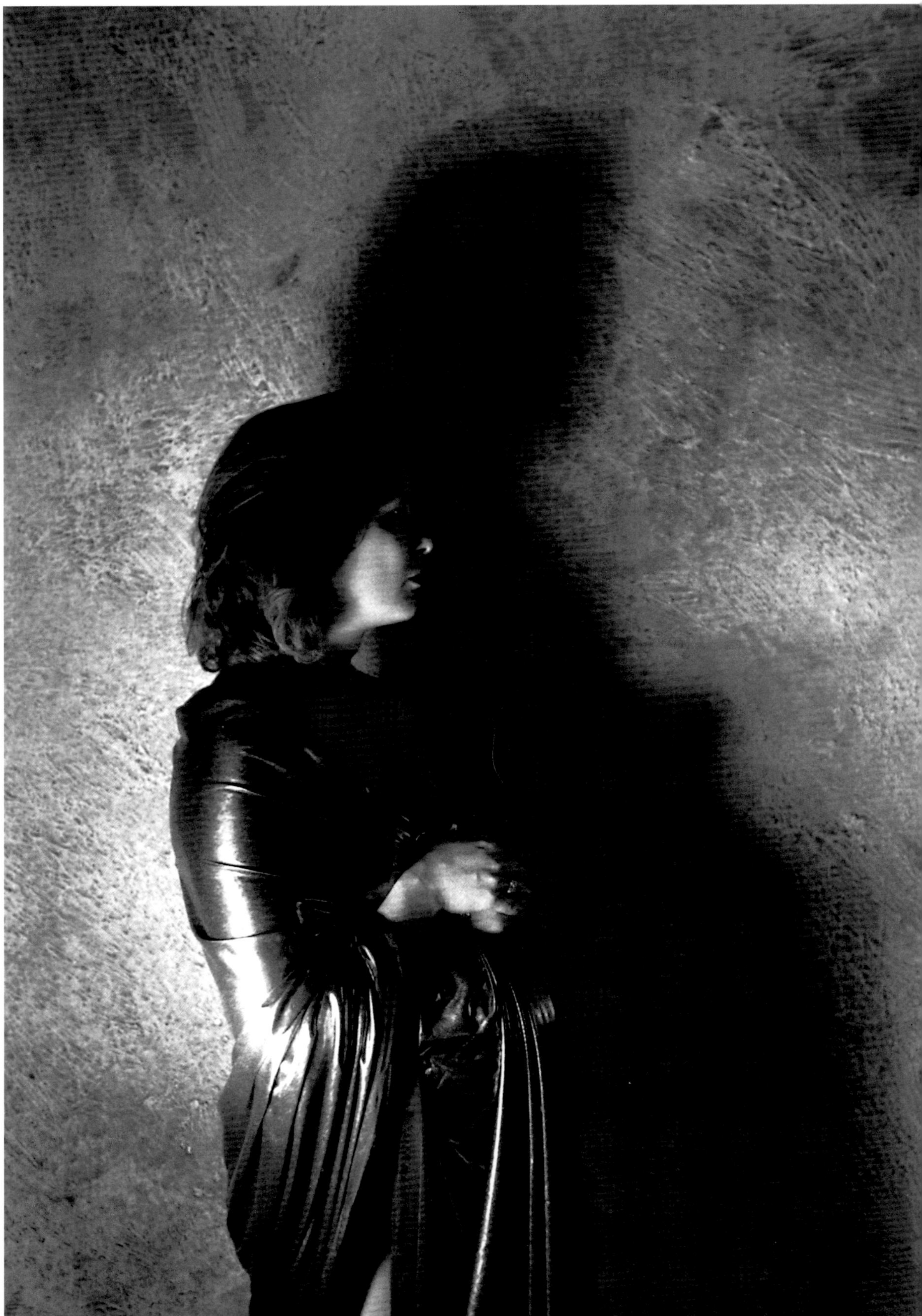

„Das Leben hat mir beigebracht, daß man viele Frösche küssen muß, bevor der

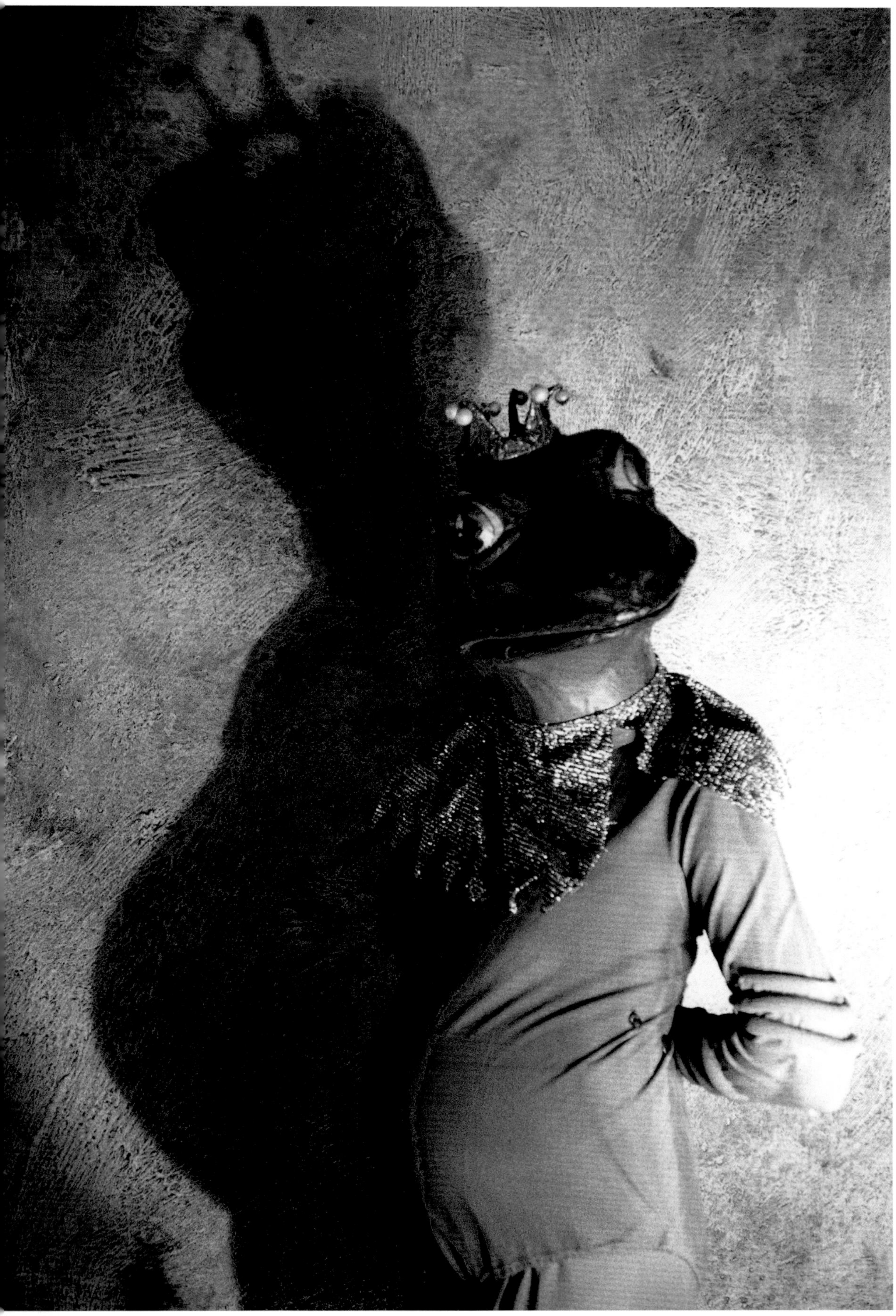

Prinz erscheint – diesmal war er es nicht, aber auch das Küssen macht Spaß."

Sophie, 32 Jahre, Pharmareferentin, ohne Mann, 1. Kind

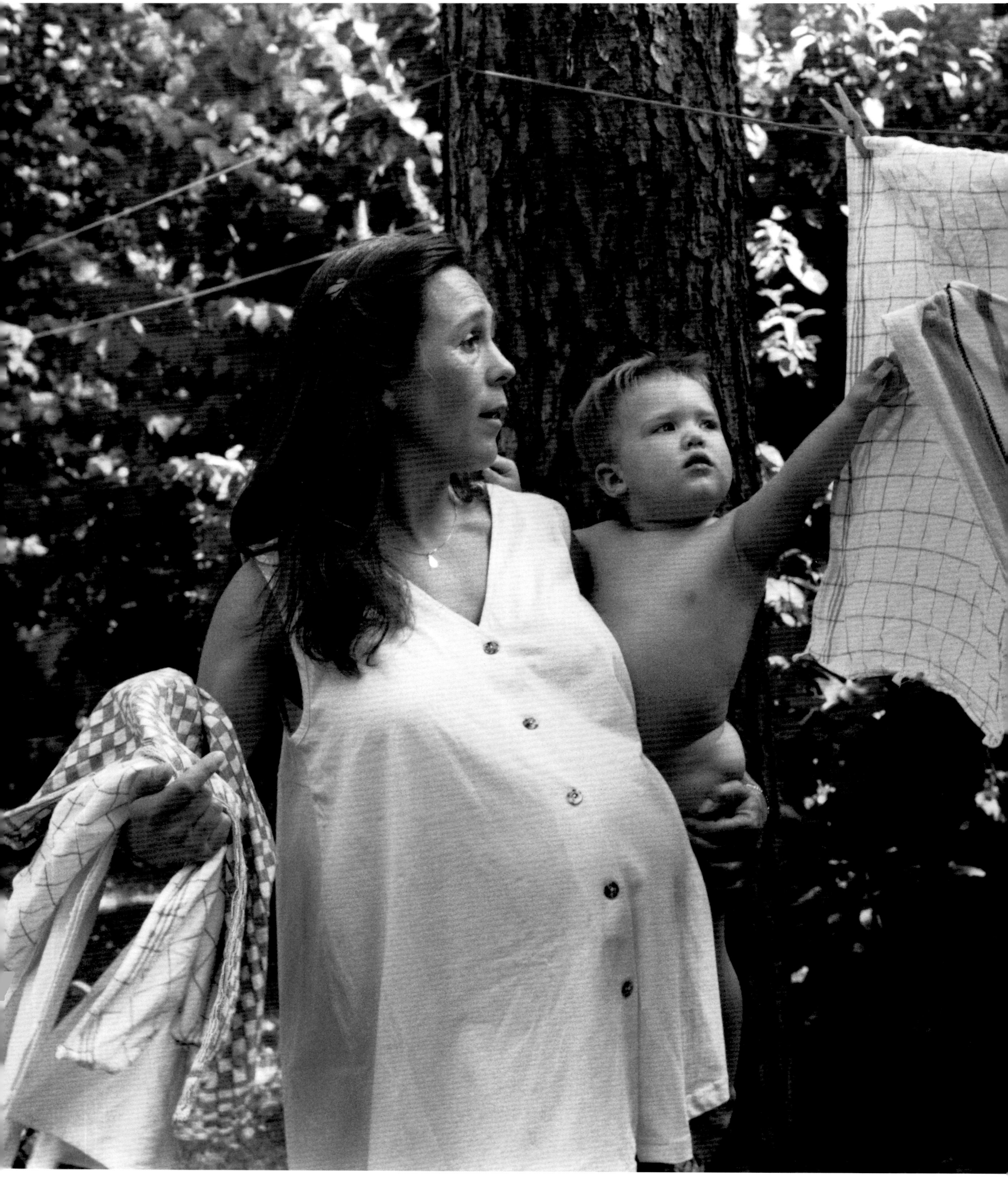

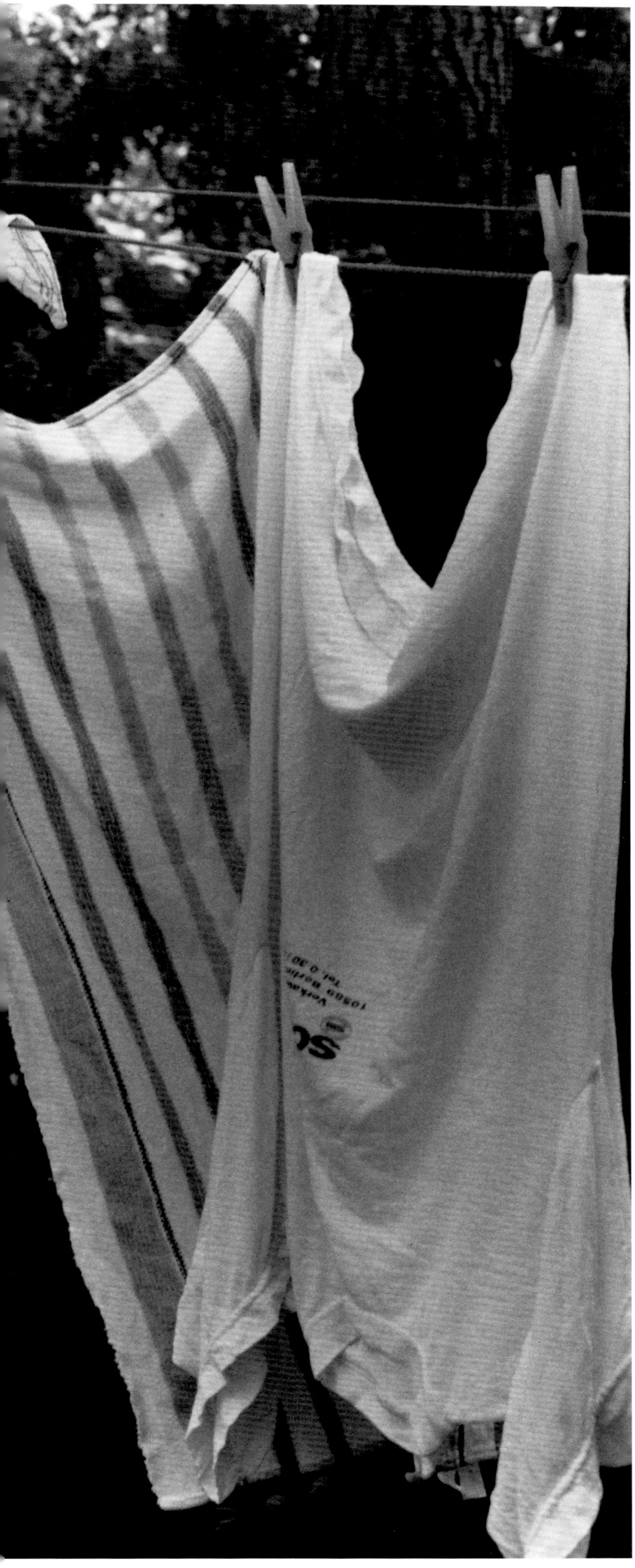

„Meine jüngeren Schwestern haben schon Kinder, und das Haus meiner Eltern ist Treffpunkt für uns alle - es zieht uns immer wieder hierher zurück."

Ulrike, 34 Jahre, Diplom-Psychologin,
Hochzeit nach der Entbindung, 1. Kind

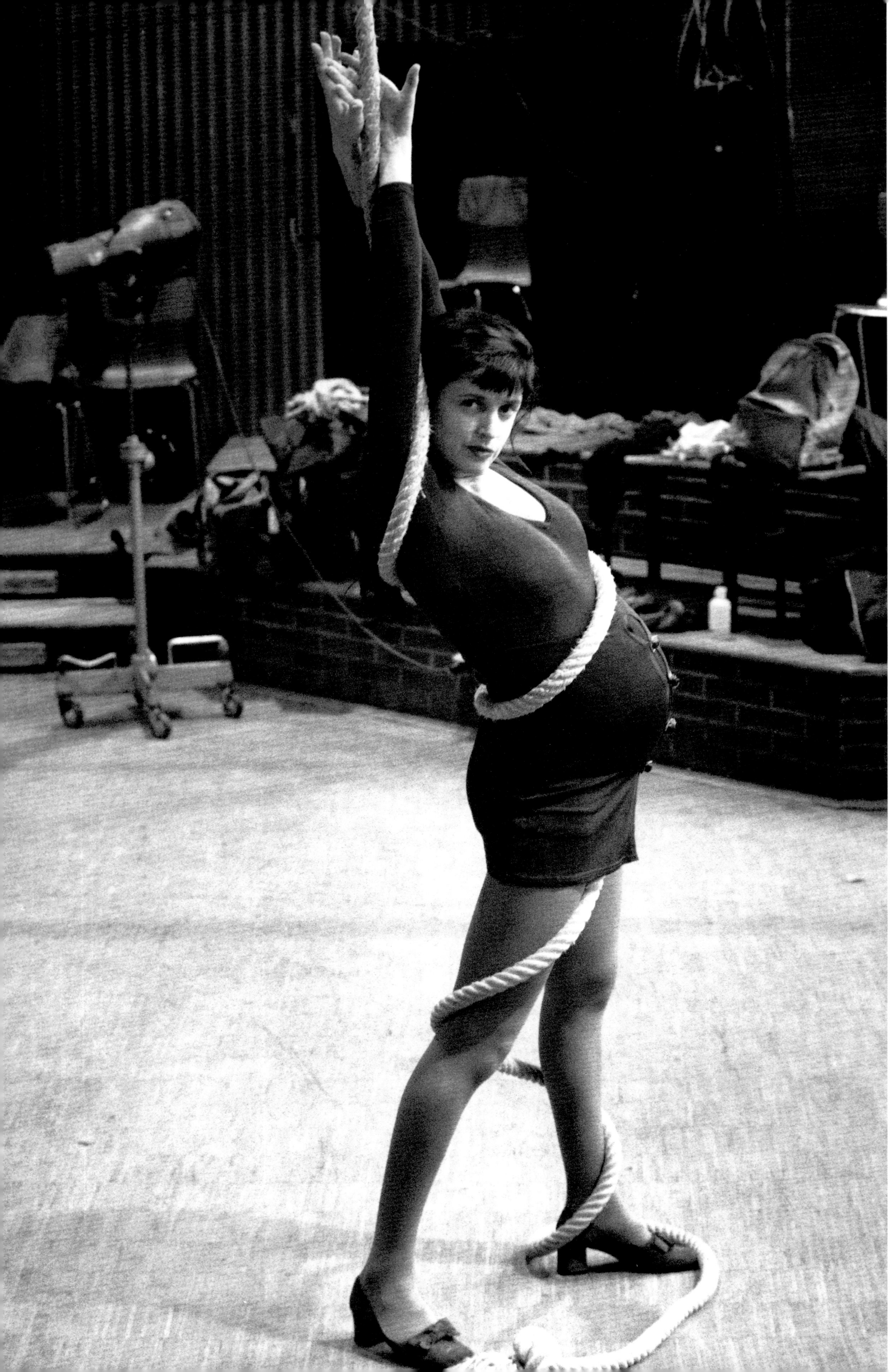

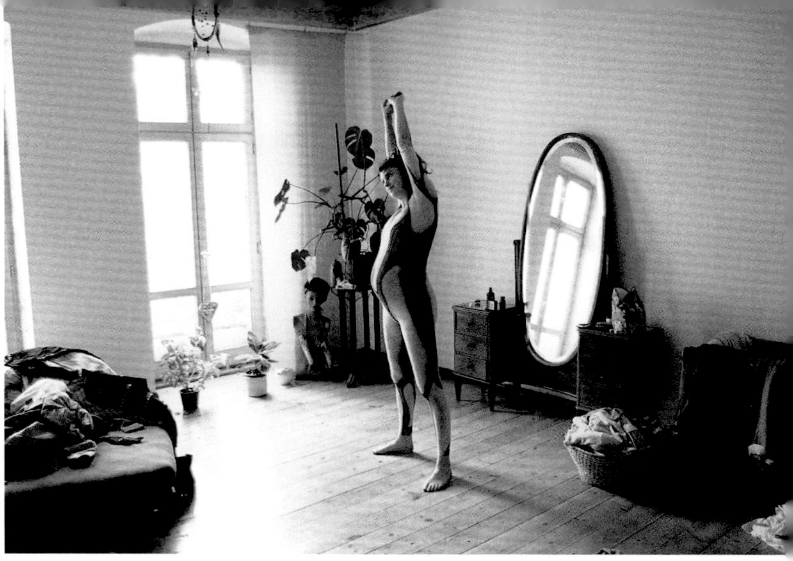

„Man muß den Sprung wagen; mit einer guten Freundin als Fängerin wird es immer eine weiche Landung geben."

Christine, 32 Jahre, Artistin, 1. Kind

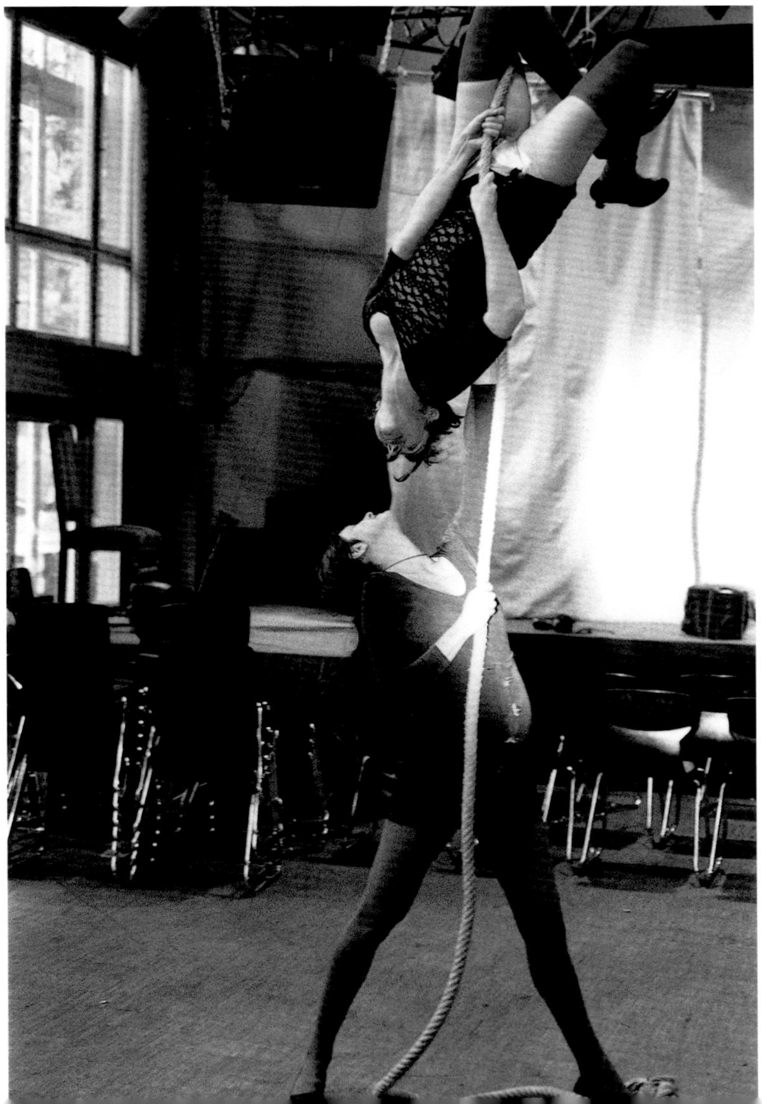

„Nie hätte ich geglaubt, daß mein Mann sich jemals auf seine Deutschstämmigkeit berufen müßte. Kasachstan den Kasachstanern, Fremde werden nicht mehr geduldet, und so zogen wir weiter - doch das Leben in Grosny war zu schwer."

Maria, 28 Jahre, Hausfrau, verheiratet, 2 Kinder

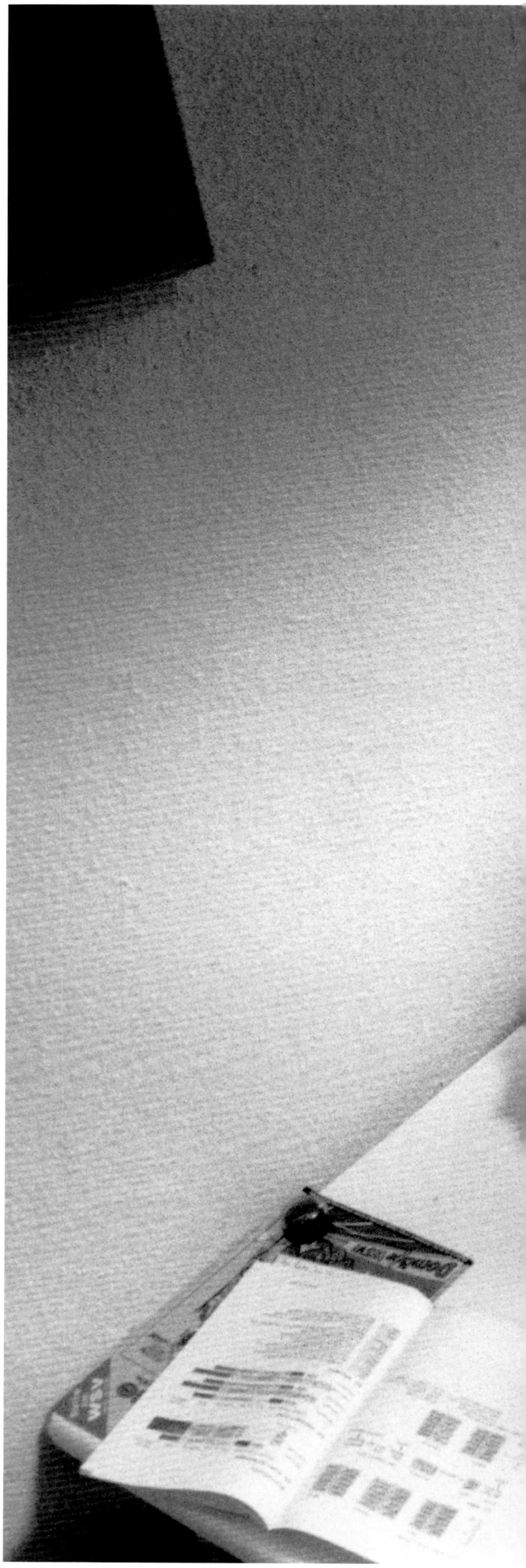

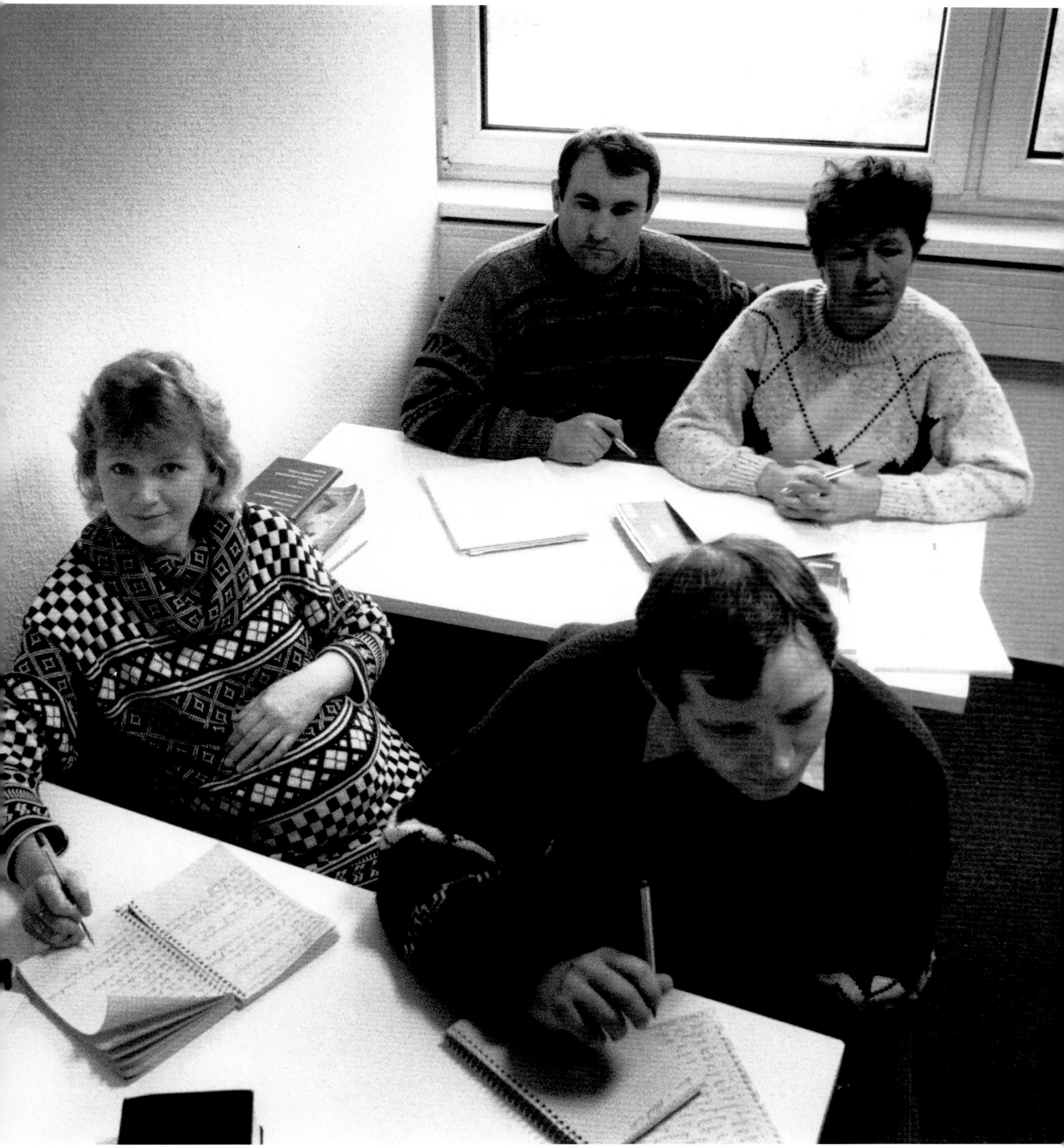

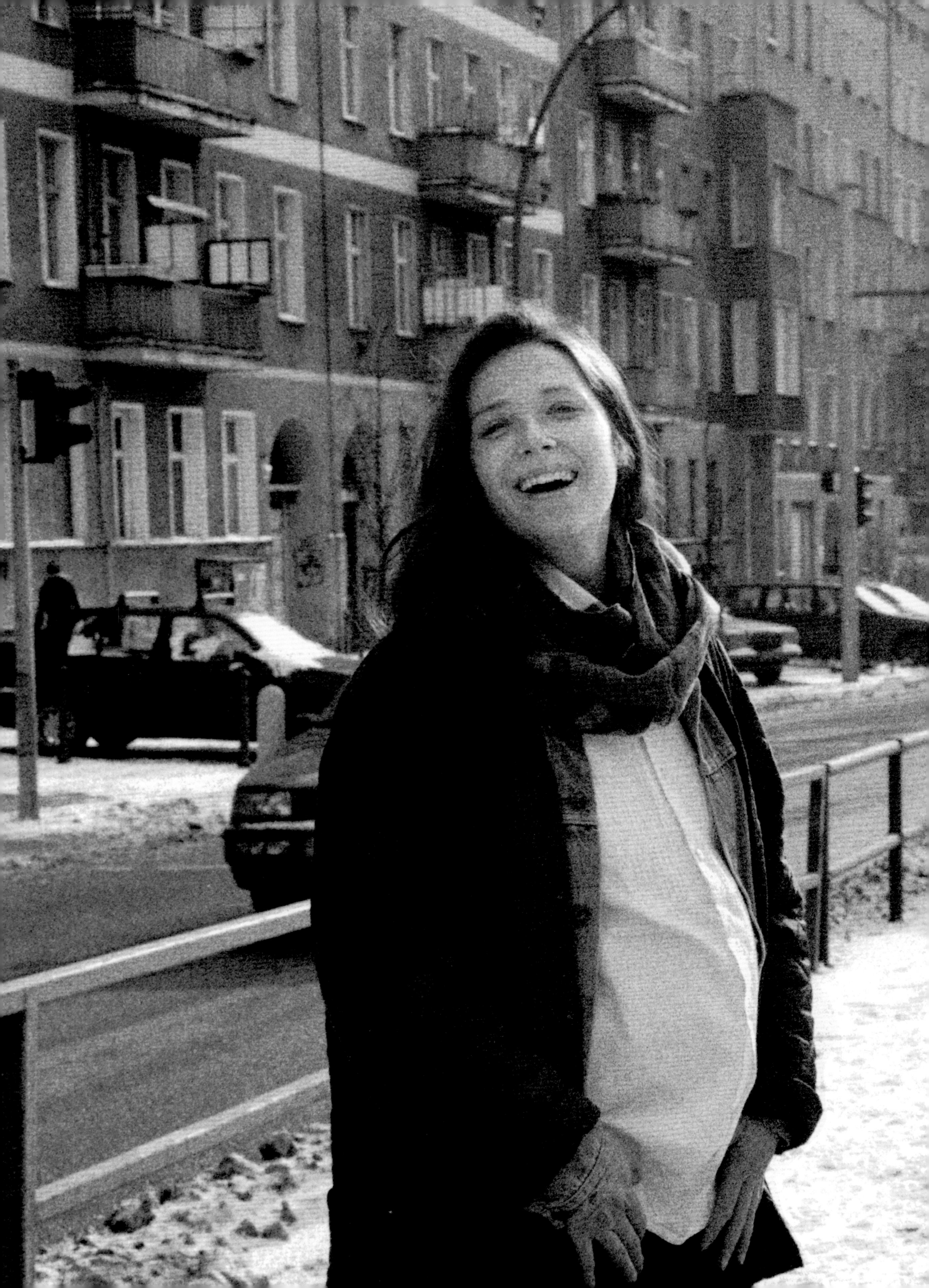

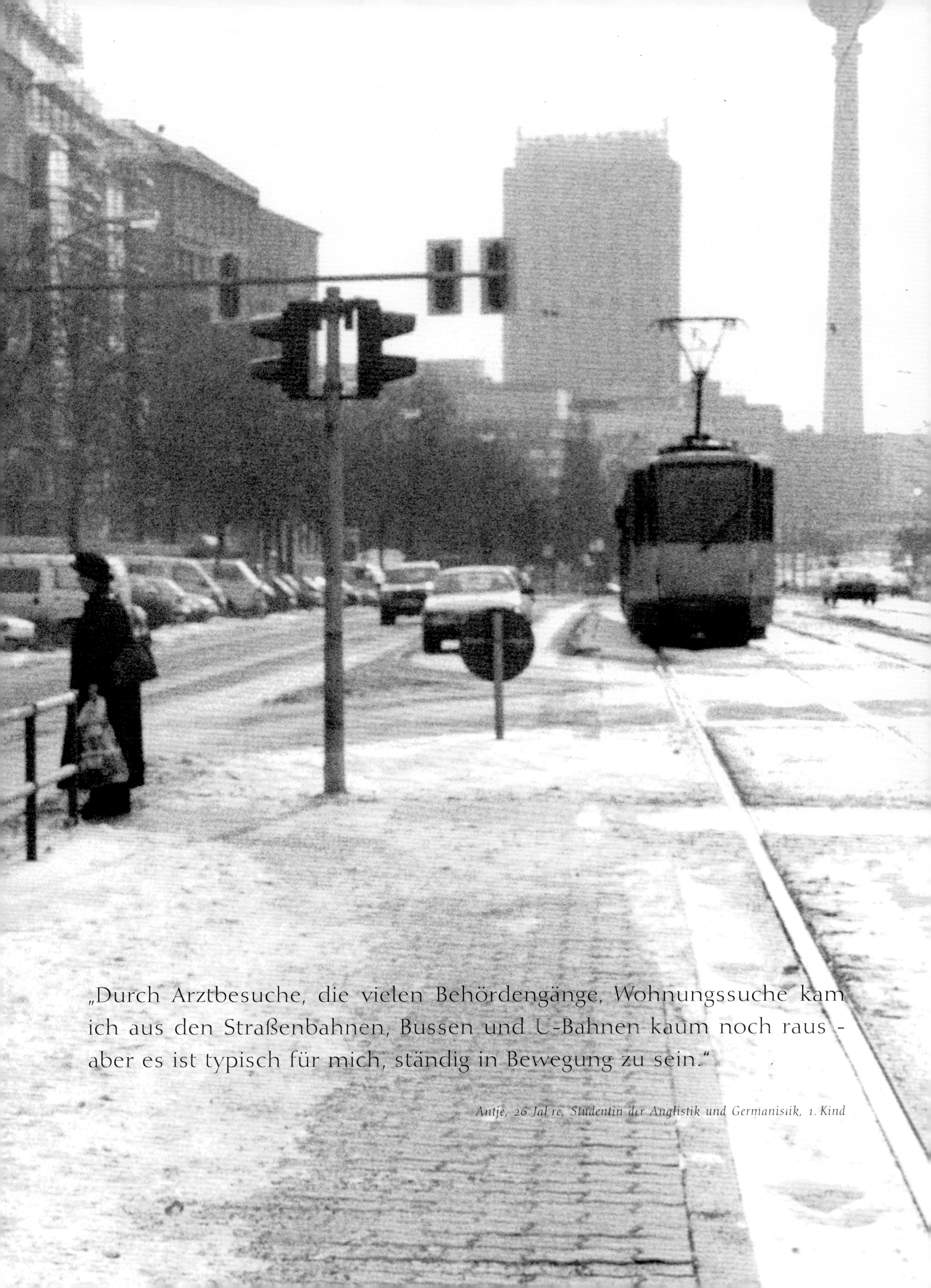

„Durch Arztbesuche, die vielen Behördengänge, Wohnungssuche kam ich aus den Straßenbahnen, Bussen und U-Bahnen kaum noch raus – aber es ist typisch für mich, ständig in Bewegung zu sein."

Antje, 26 Jahre, Studentin der Anglistik und Germanistik, 1. Kind

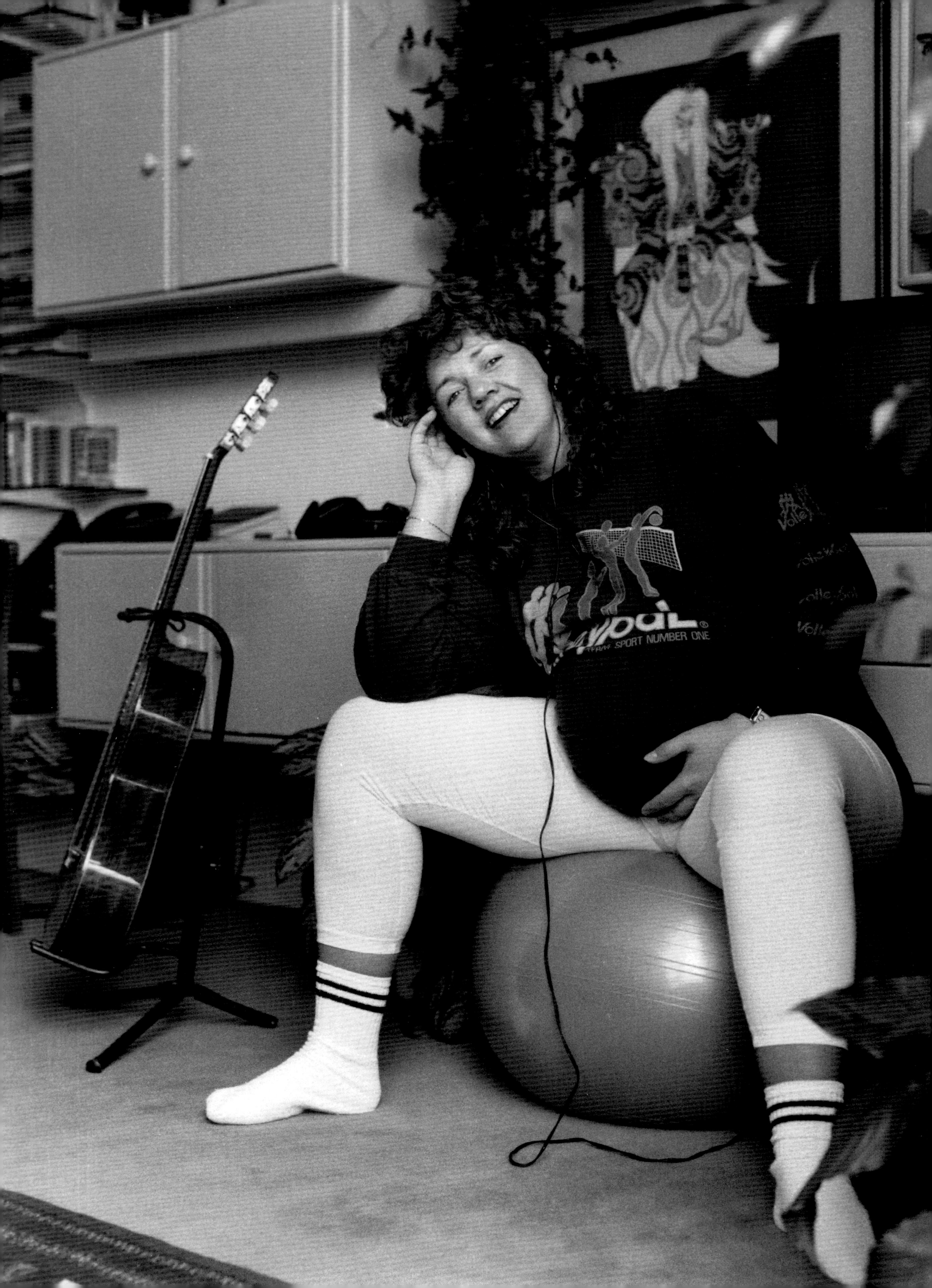
SPORT NUMBER ONE

„Meine Mutter hatte nicht viel Zeit für mich, genau aus diesem Grund werde ich mich in den nächsten Jahren nur um meine Familie kümmern. Auf meinen weiten Reisen habe ich die schönsten Melodien gesammelt - die Schlaflieder für's Baby spiele ich vielleicht auf der Gitarre vor."

Heidrun, 31 Jahre,
Hotelfachfrau, verheiratet, 1. Kind

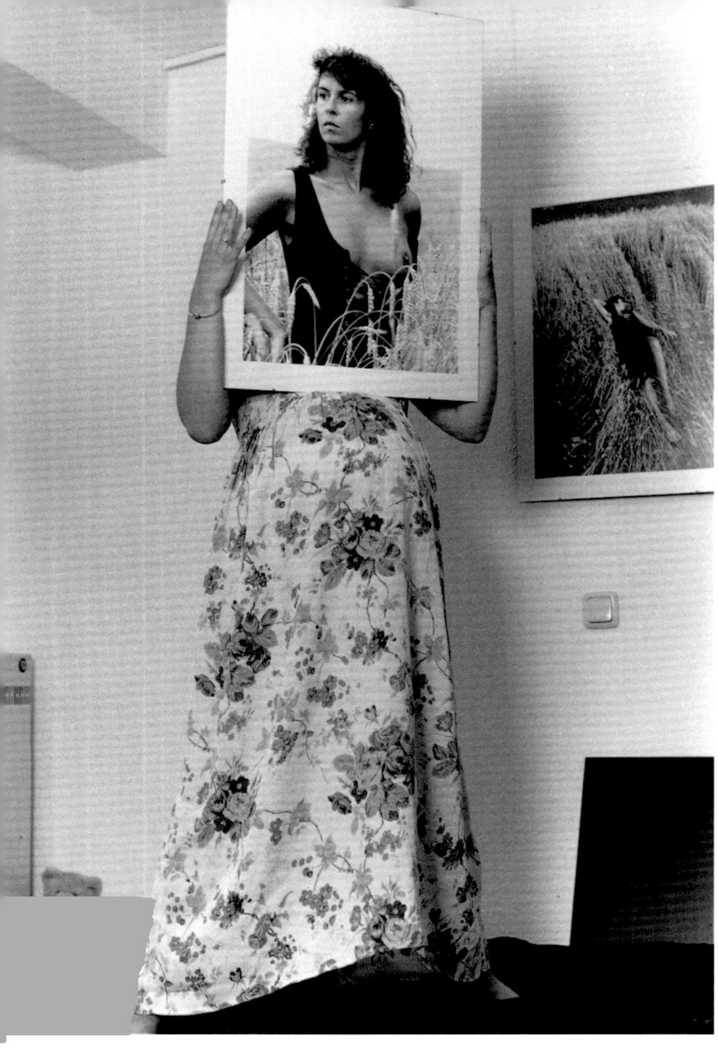

„In unserer Wohnung hängen einige Fotos von mir, die mein Mann gemacht hat, und da der Tag so schön ist über den Dächern von Berlin und ich mich gerne fotografieren lasse, kommen vielleicht noch einige aus der Schwangerschaft dazu."

Christine, 28 Jahre, Steuerfachgehilfin,
übernimmt die Buchhaltung im eigenen Café, verheiratet, 1. Kind

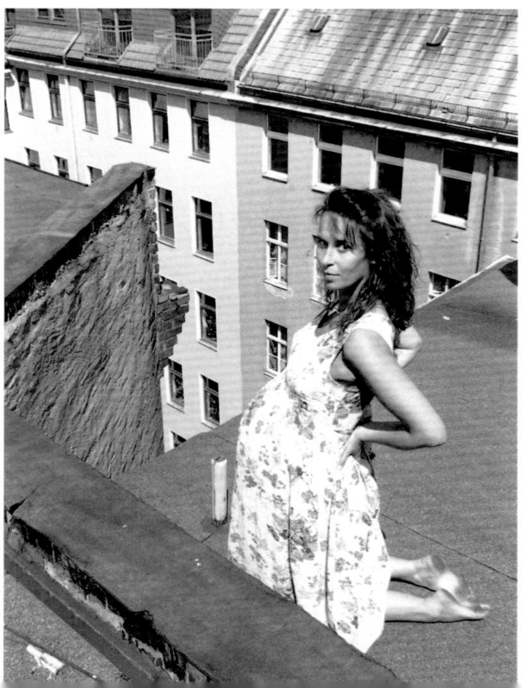

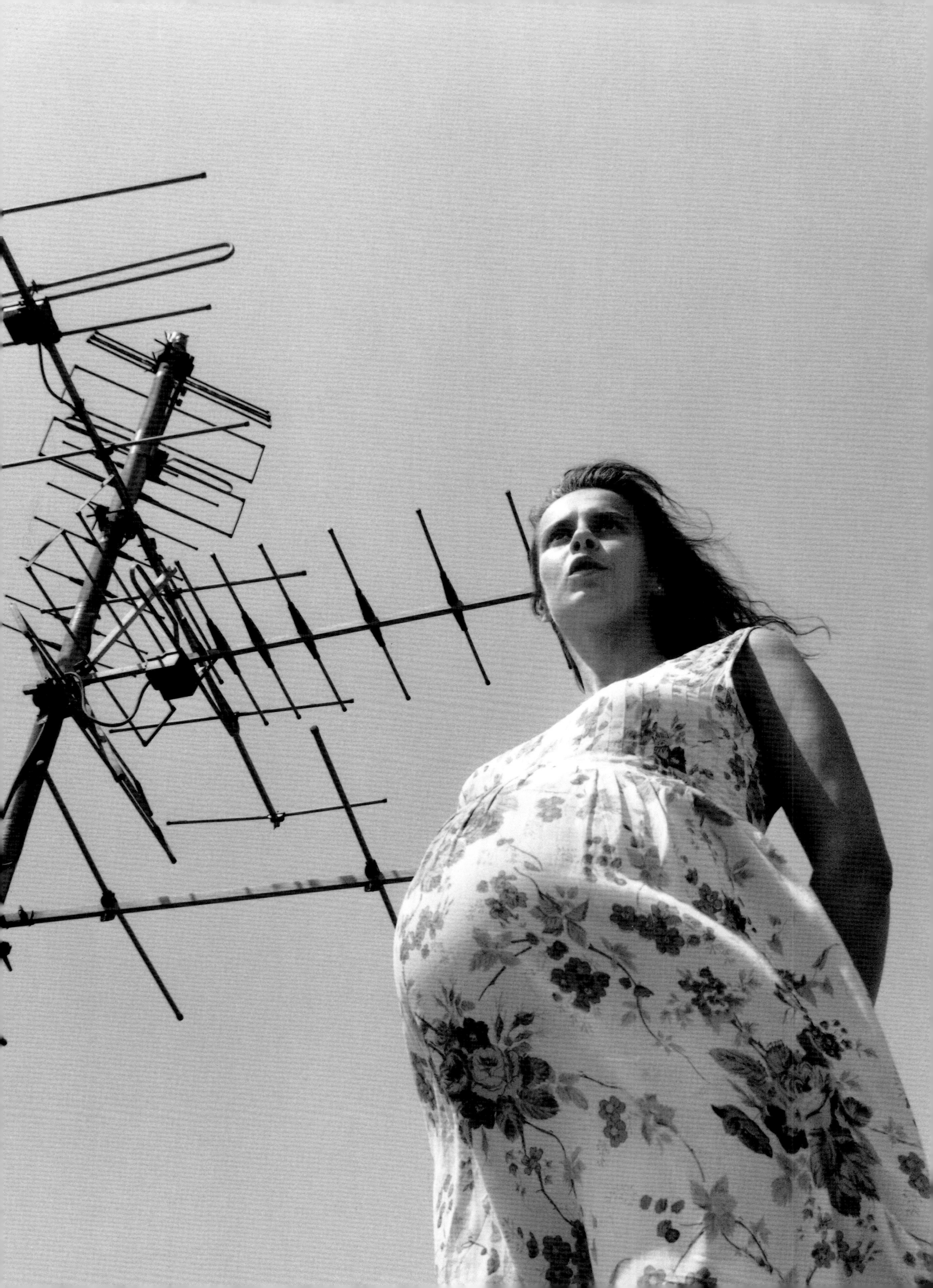

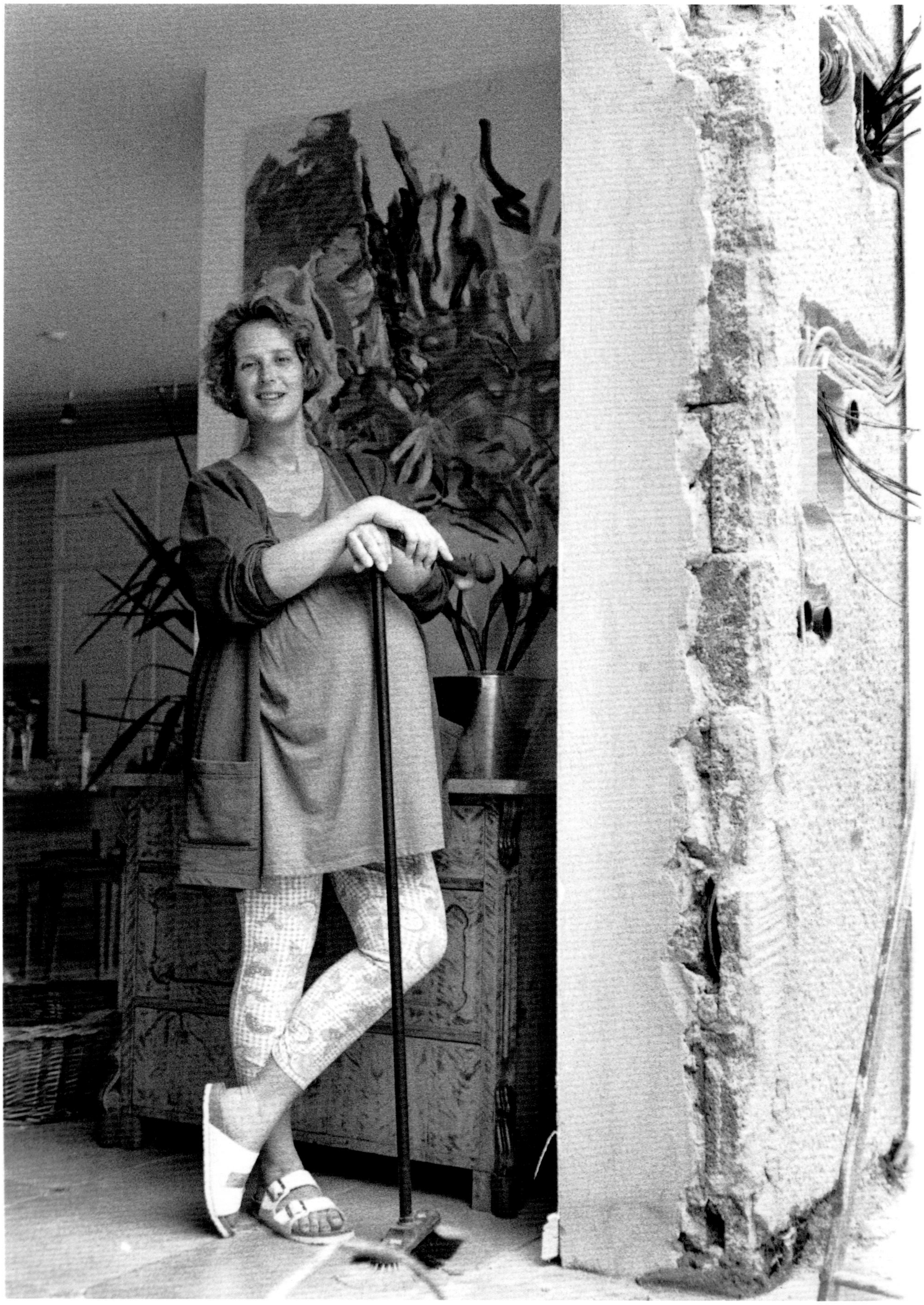

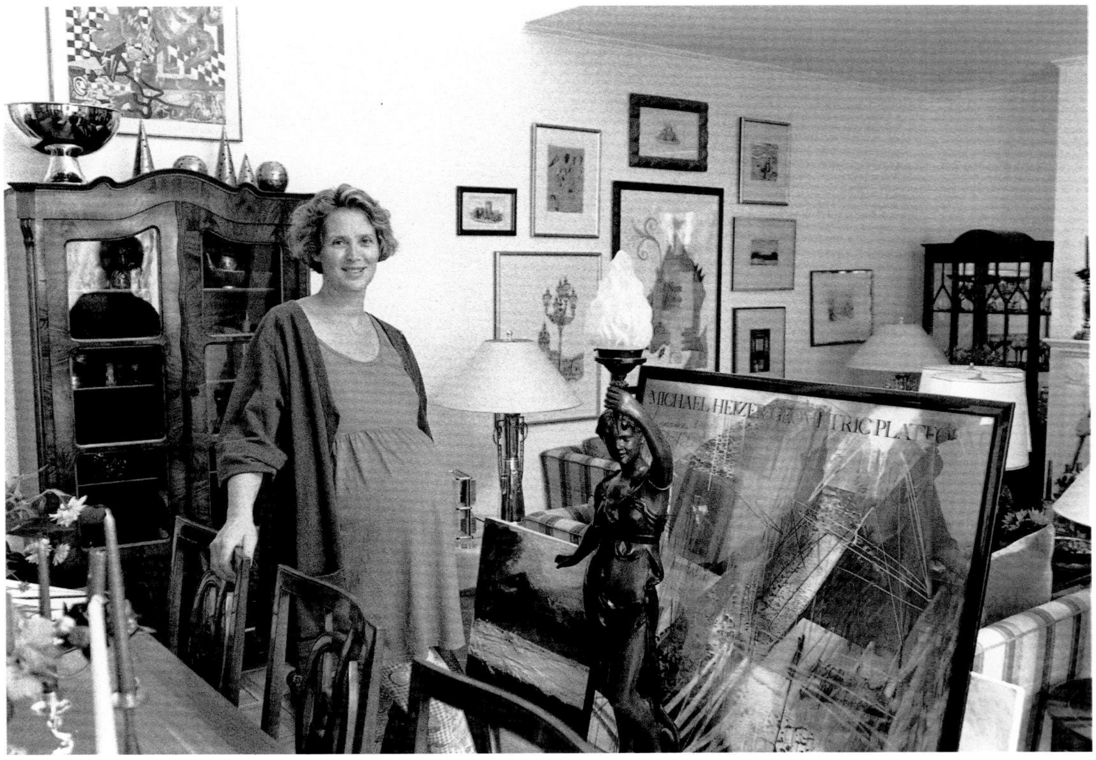

„Zusammen mit den Zwillingen, einem Jungen und einem Mädchen, werden wir neun sein. Zwei Kinder von ihm, drei Kinder von mir und zwei zusammen - daß da alles auf den Kopf gestellt werden mußte, wird jeder verstehen."

Dietlind, 40 Jahre, Designerin und Hausfrau, zum zweiten Mal verheiratet, 3 eigene Kinder, 2 des Ehemannes, bald noch gemeinsame Zwillinge

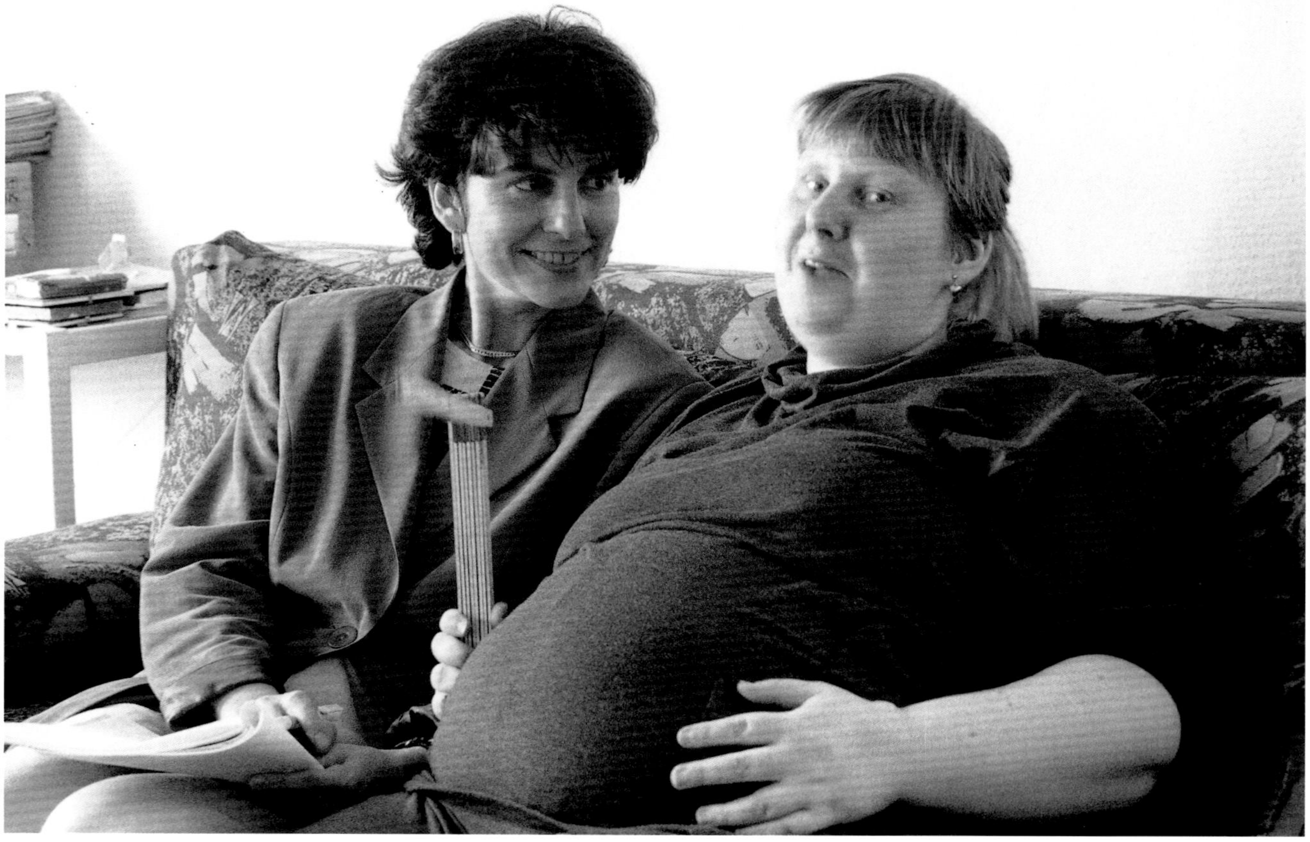

„Ich kenne Elke schon viele Jahre, ich habe sie als verängstigtes, verhaltensgestörtes Kind kennengelernt und traf sie viele Jahre später in einer WG der Lebenshilfe wieder. Als ihre Betreuerin vertraut Elke mir ihre Probleme an, und als ich erfuhr, daß Elke und ihr Mann nach jahrelangen Verhütungsvorschriften der Ärzte nicht einmal wußten ‚wie es richtig ging', war mir klar, ich mußte sie sexuell aufklären - der Erfolg stellte sich schnell ein."

Ingrid über Elke, 28 Jahre, Gärtnerin, verheiratet, 1. Kind

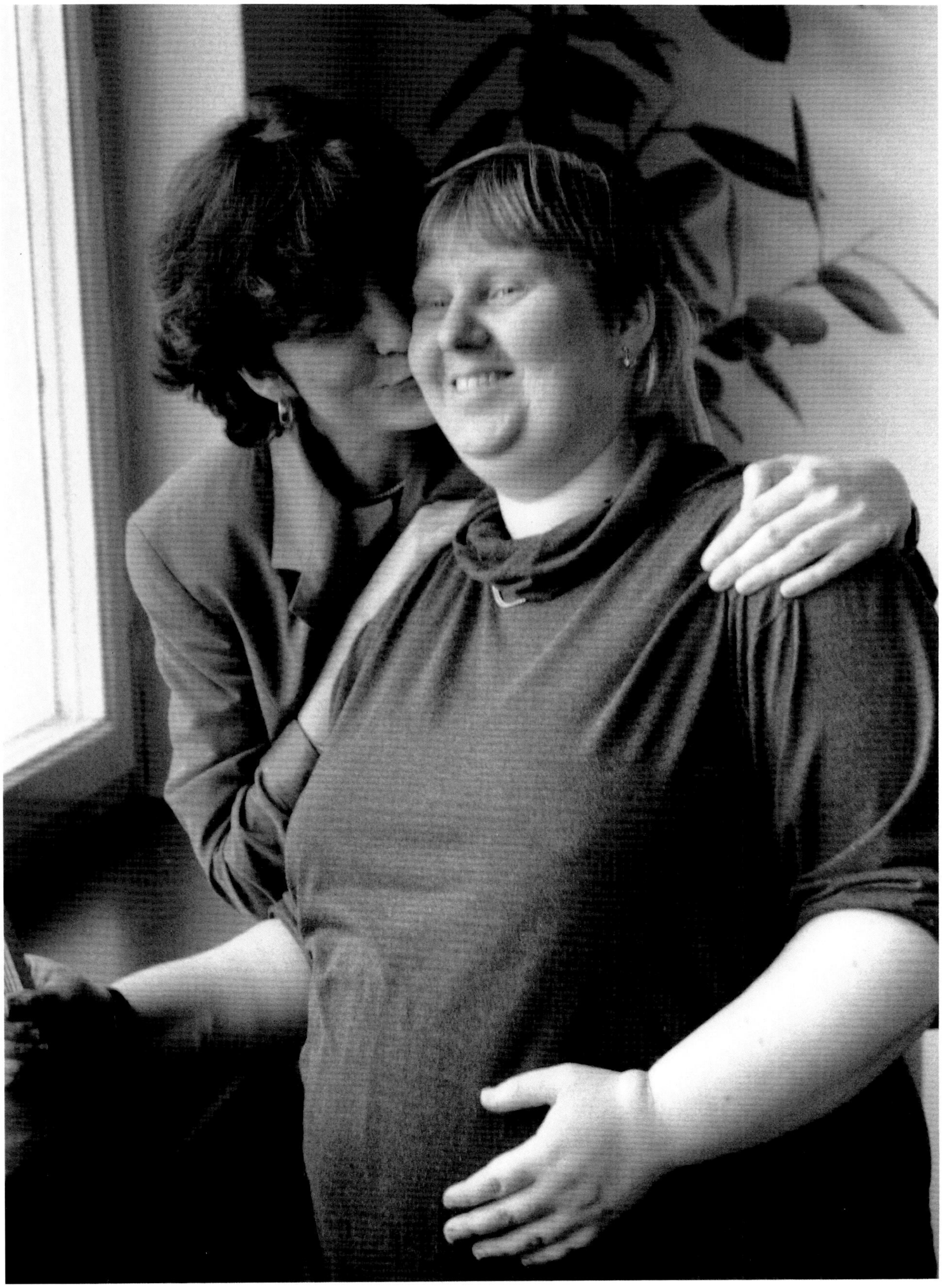

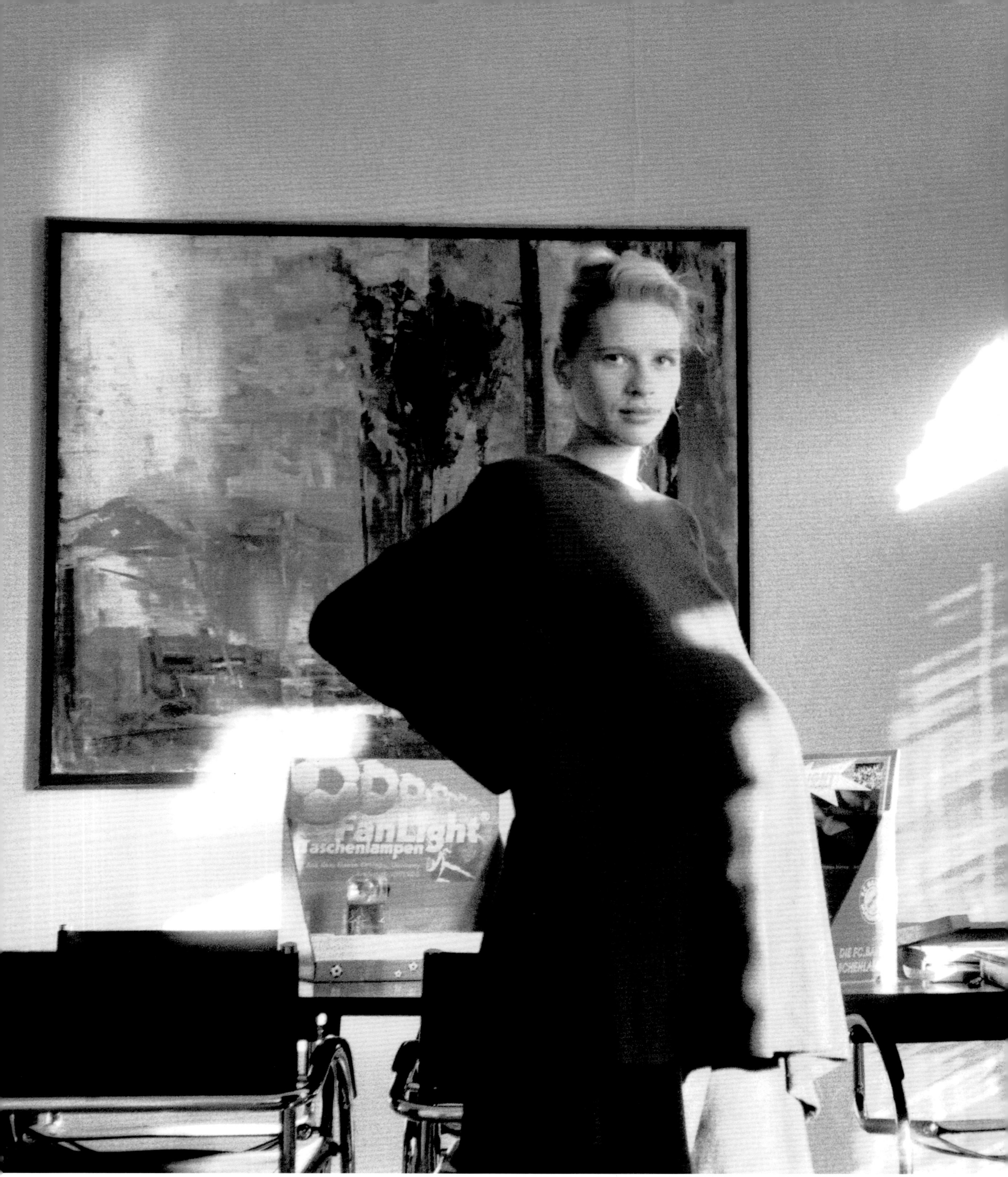
FanLight
Taschenlampen

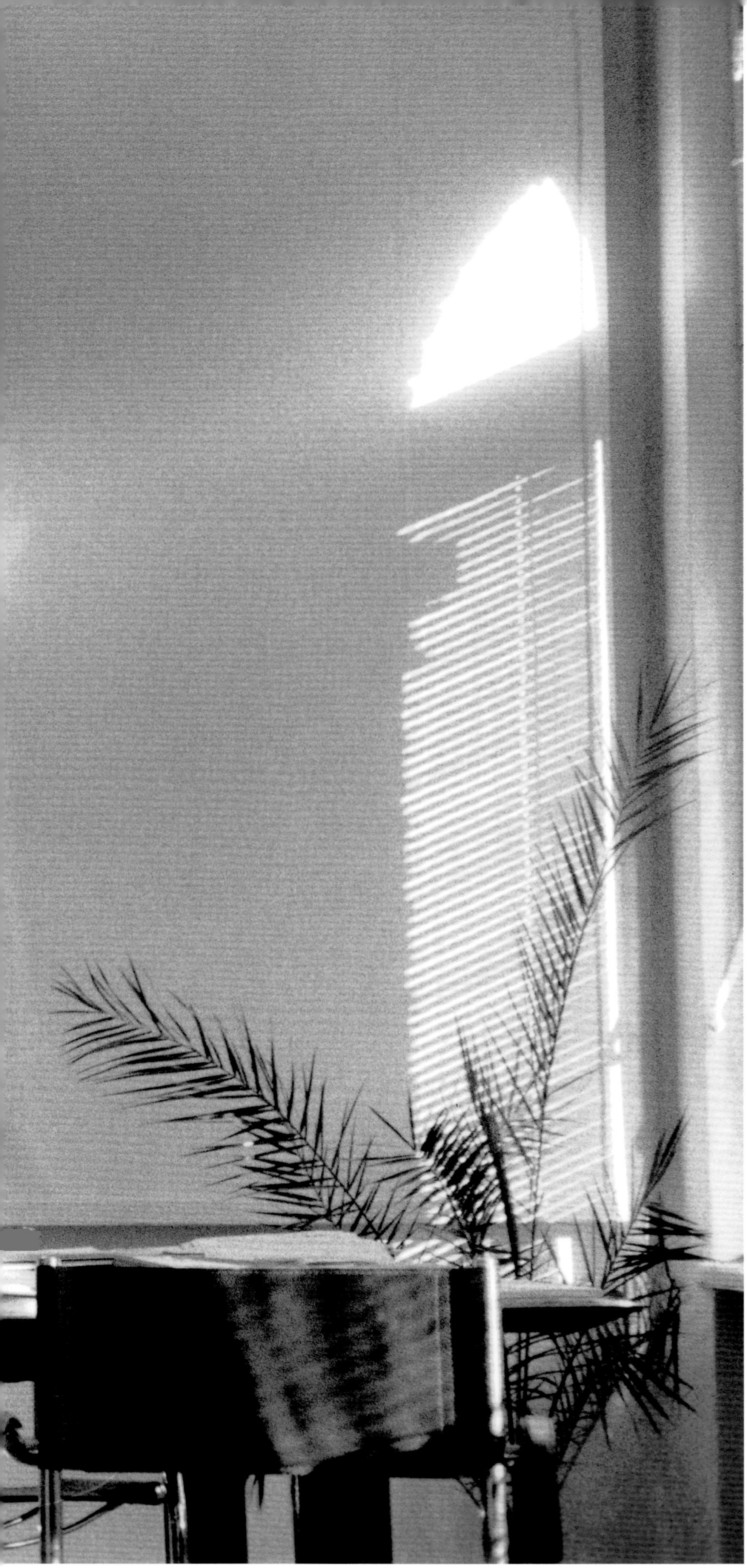

„Es muß eben beides gehen, Beruf und Baby. Ich bin nicht die einzige hier, die dann ein kleines Kind betreuen muß, und da ich es selbst bestimmen kann, steht hier noch ein Zimmer frei, vielleicht für den ersten kleinen Firmenkindergarten."

Ulla, 27 Jahre,
selbständige Werbekauffrau, 1. Kind

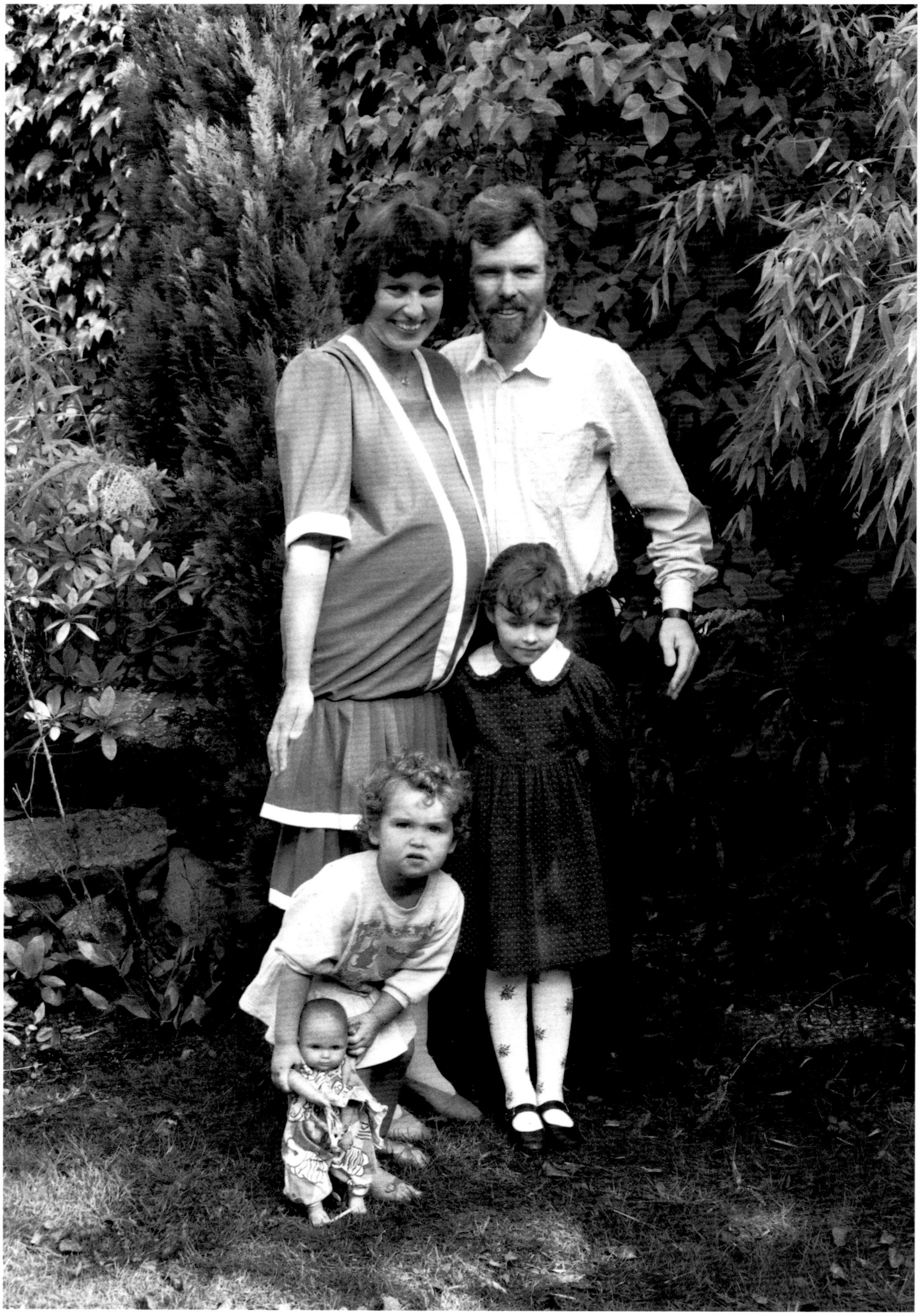

„Als Adventistin versuche ich, meine Kinder christlich zu erziehen. Ich habe gelernt, daß durch den Glauben viele Dinge einfacher sind. Nach jahrelangem Bemühen um die erste Schwangerschaft erschien mir mein Wunsch, 3 Kinder (3 Mädchen) zu haben, fast aussichtslos. Kurz vor meinem 40. Geburtstag wird er mir erfüllt."

Elke, 39 Jahre, Studienrätin,
verheiratet, 2 Töchter (6 und 2 Jahre)

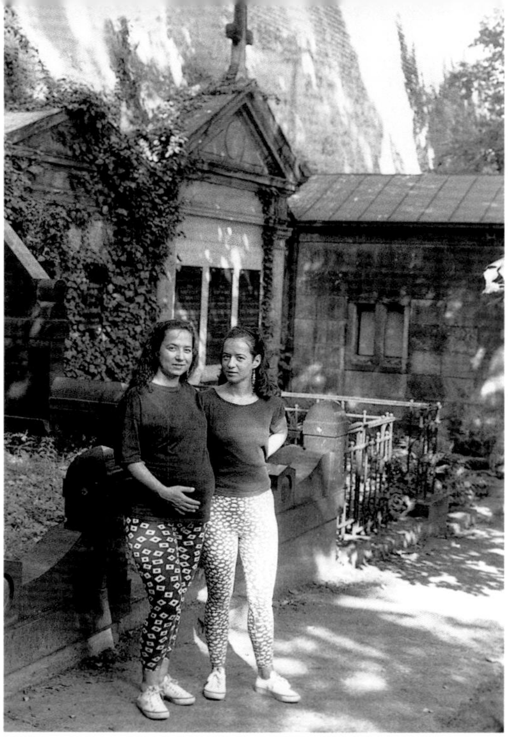

„Als Kinder sind wir Zwillingsschwestern immer zu spät zur Schule gekommen, bis wir gemeinsam einen Ausweg fanden: die Abkürzung über den Friedhof - jetzt trennen sich unsere Wege!"

Silke, 29 Jahre, Erstgeborene von Zwillingen, Studentin, verheiratet, 1. Kind

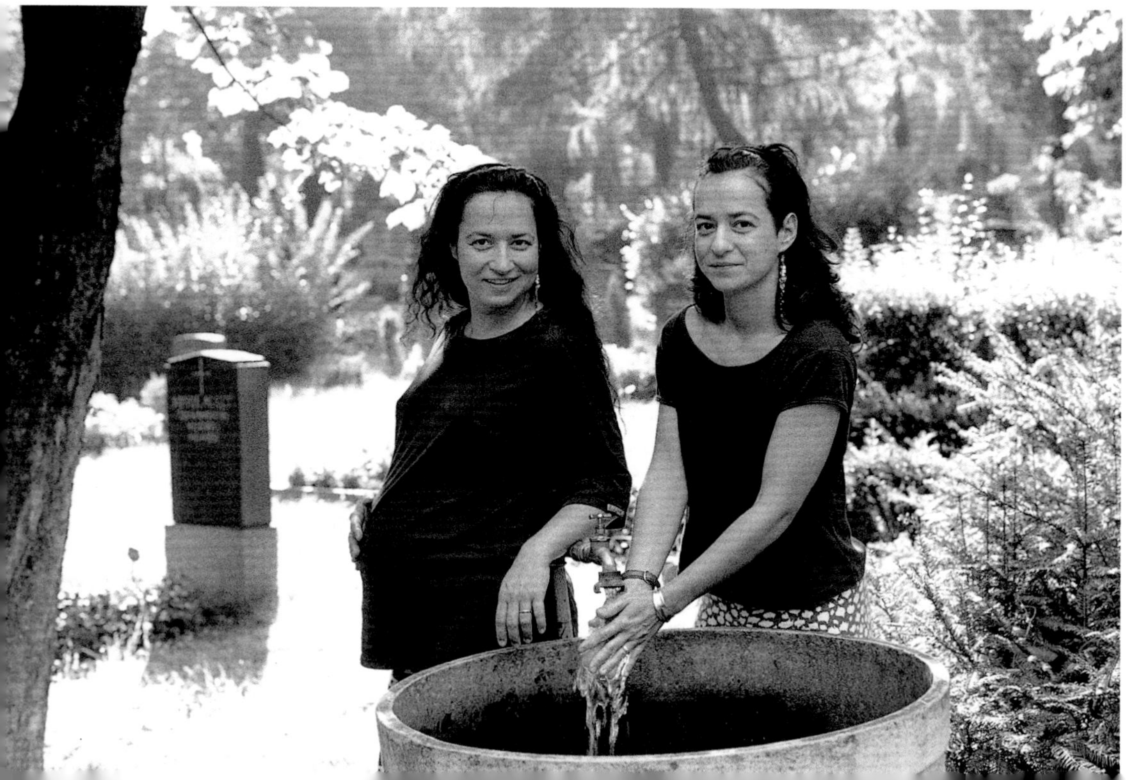

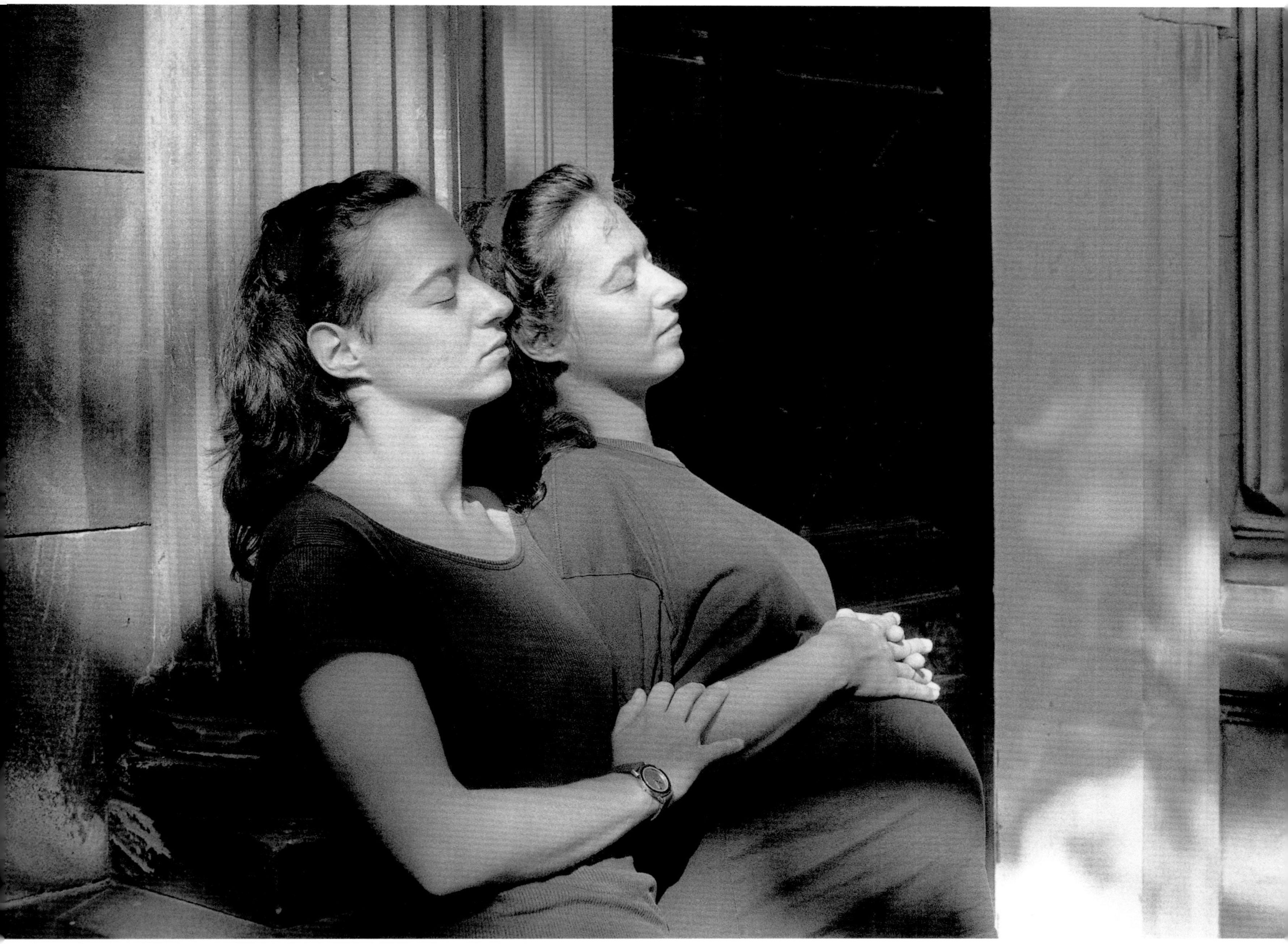

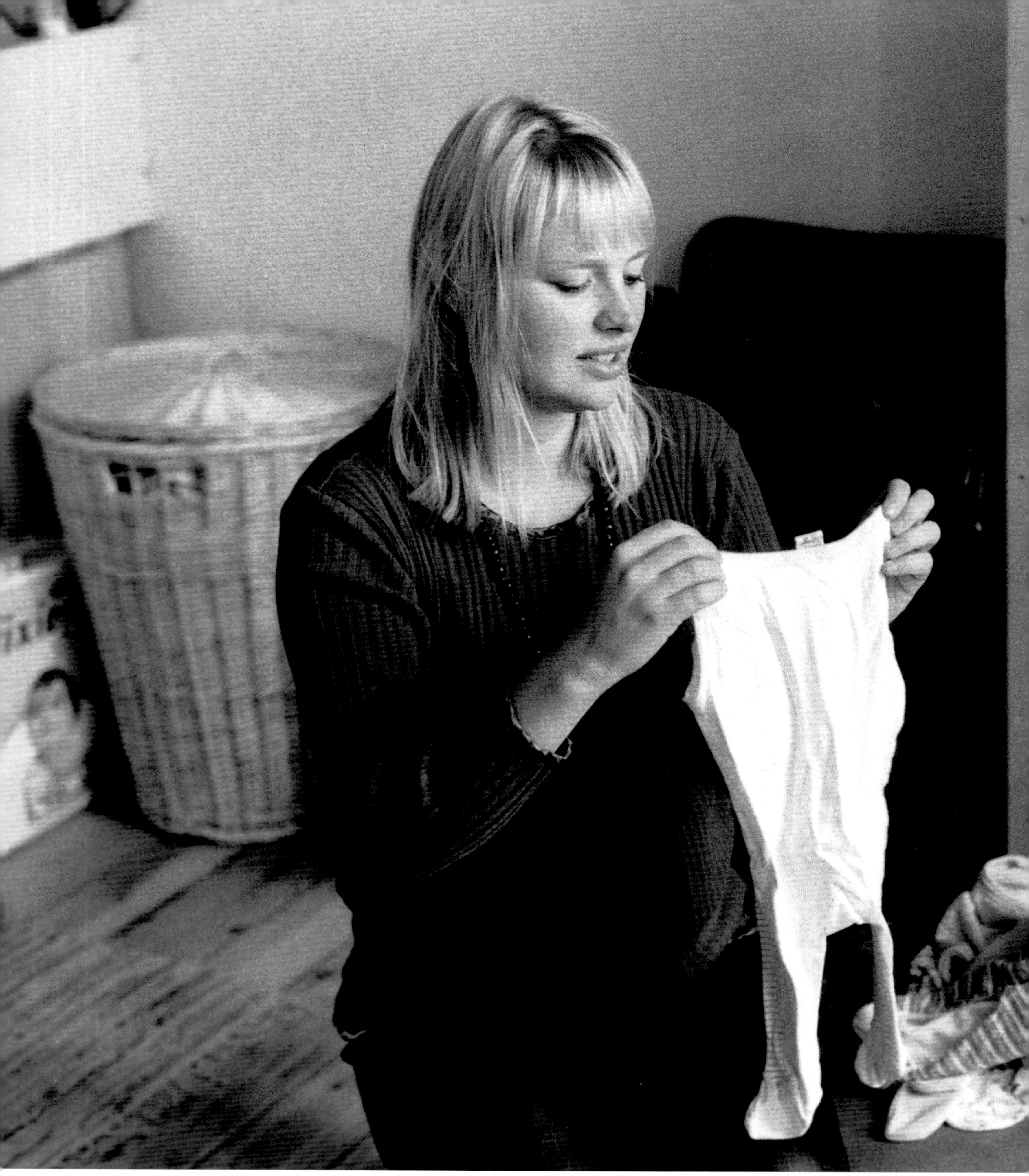

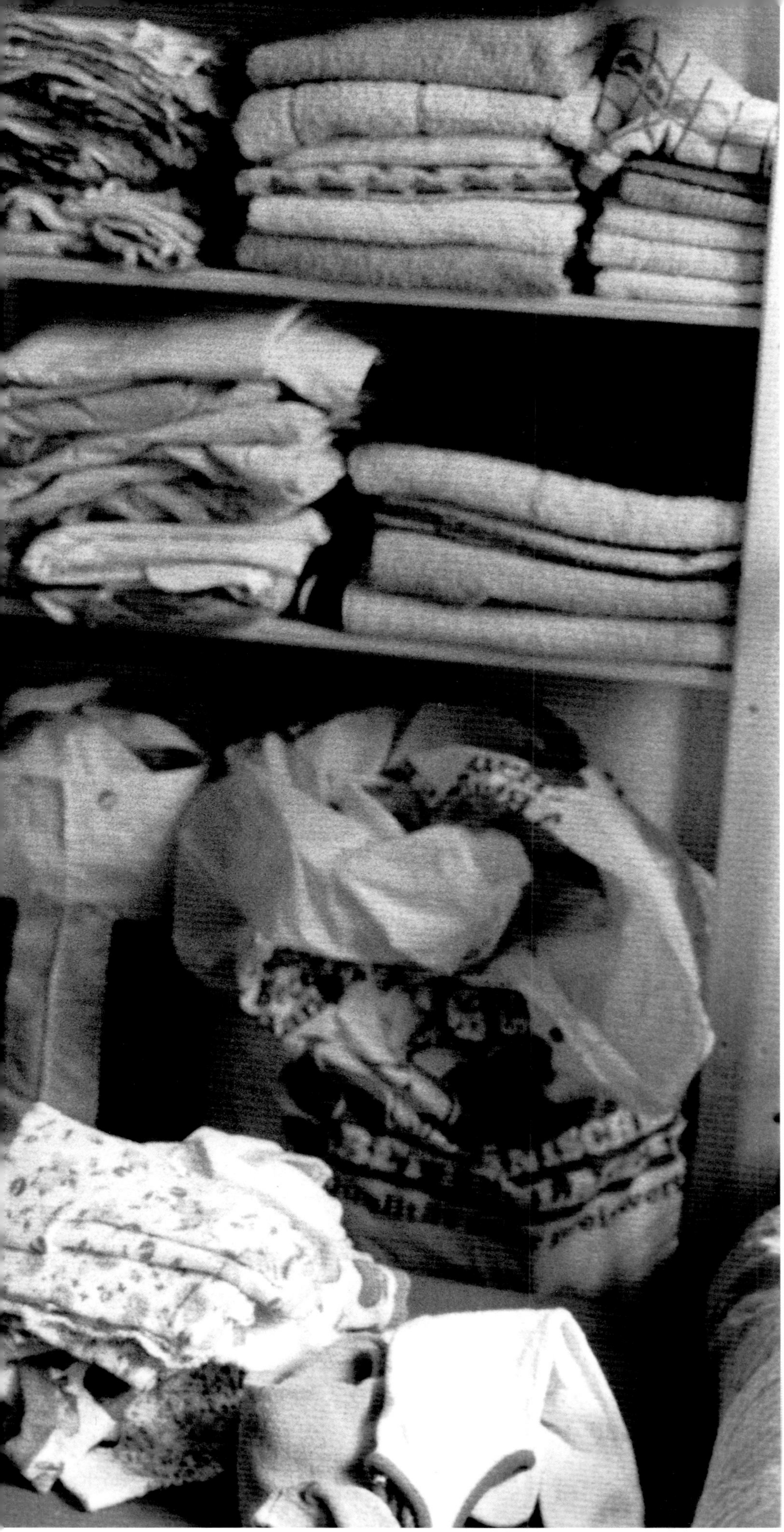

„Ich ziehe hier ein - nicht aus. Auch wenn es meinen Mann wieder nach Australien drängt, ich bin hier zu Hause. Ich weiß, daß es ein Junge wird, deshalb haben wir beide entschieden, daß der Vater den Namen des Jungen wählt, so will es ein australischer Brauch. Wir werden ihn Oscar Ian Wonnun nennen."

Sarah, 28 Jahre,
Schweinezüchterin mit Abitur,
später Studium der Veterinärmedizin,
Hochzeit nach der Geburt, 1. Kind

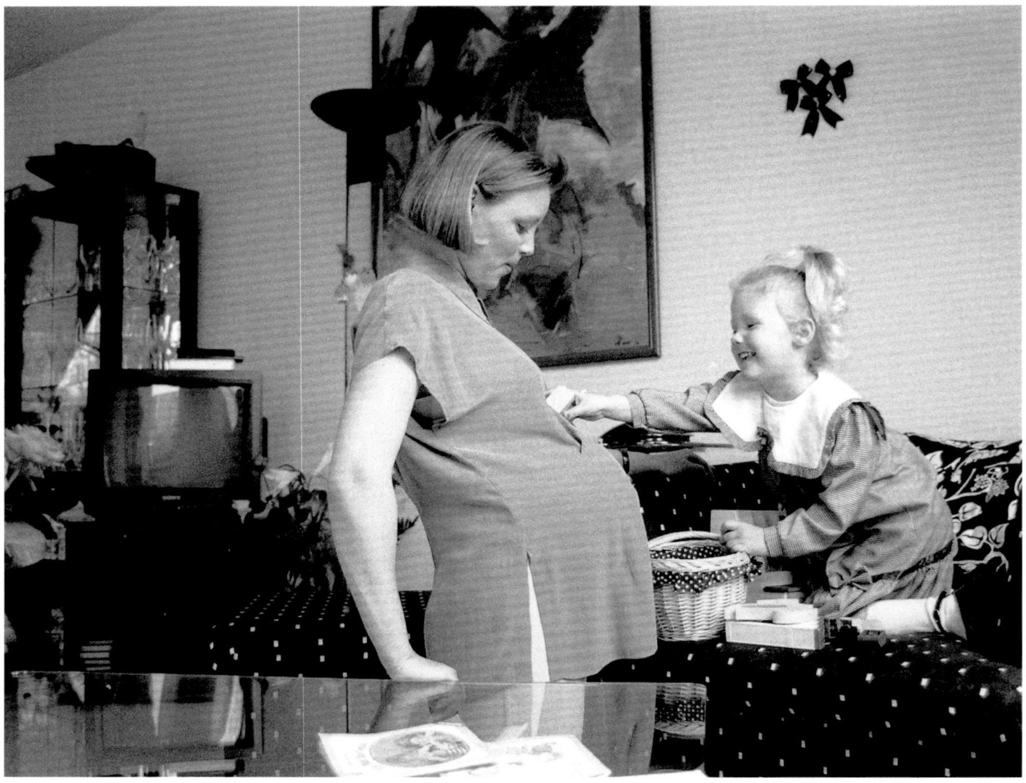

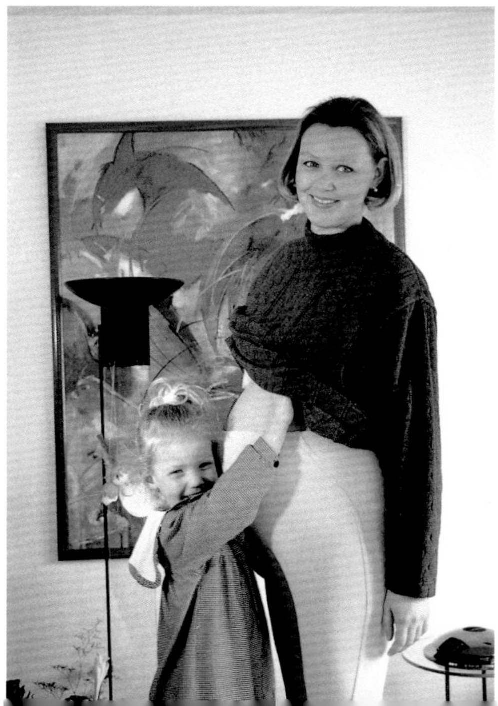

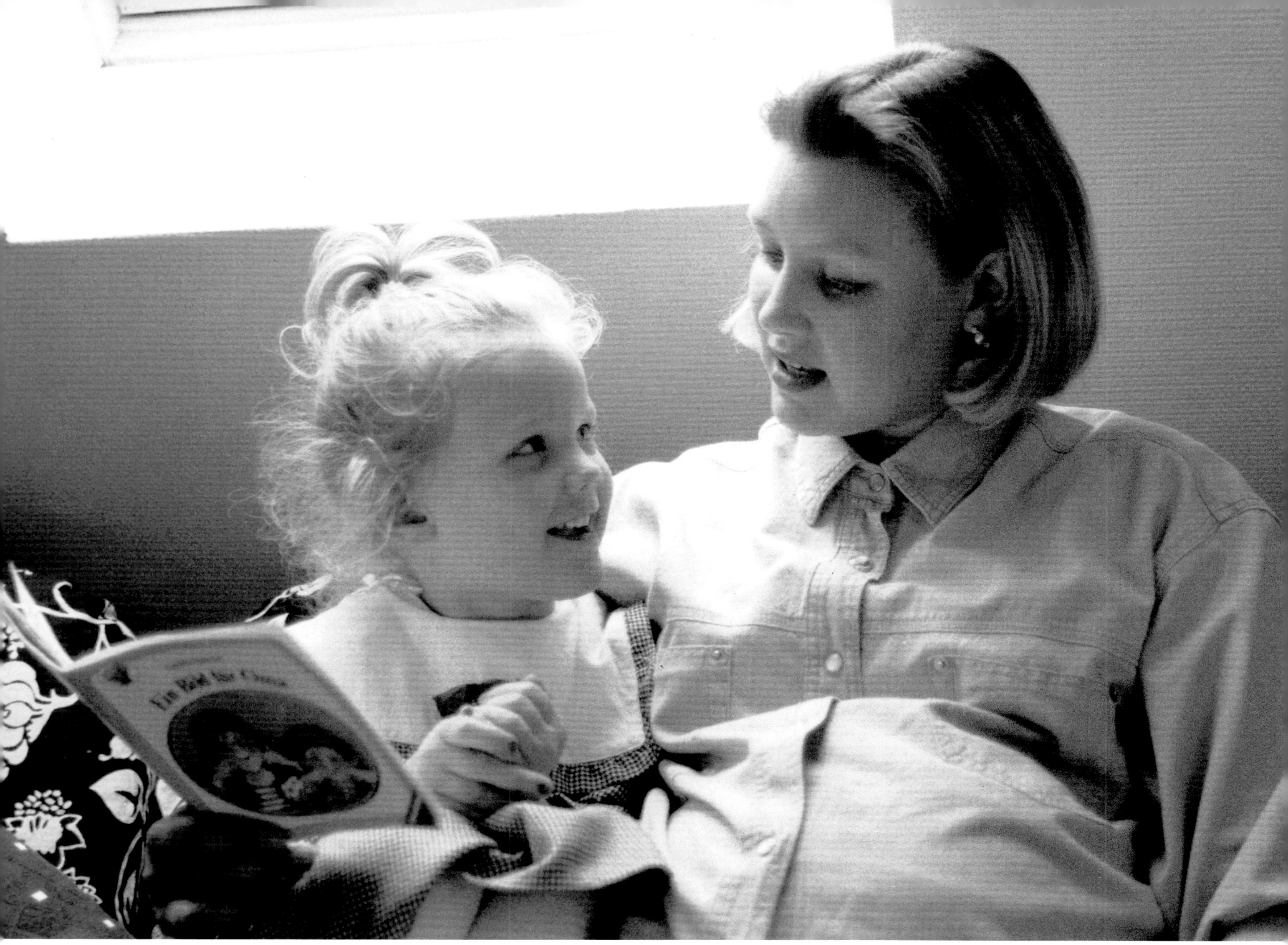

„Den Zusammenhalt innerhalb einer Familie habe ich schon als Kind gespürt. Geschwister zu haben, empfinde ich als sehr wichtig - nicht nur in der Kindheit. Für mein Glück ist die Harmonie innerhalb der Familie ausschlaggebend. Mir bedeutet es viel, meine Kinder glücklich zu sehen."

Heike, 28 Jahre, Kinderarzthelferin,
verheiratet, 1 Tochter (4 Jahre)

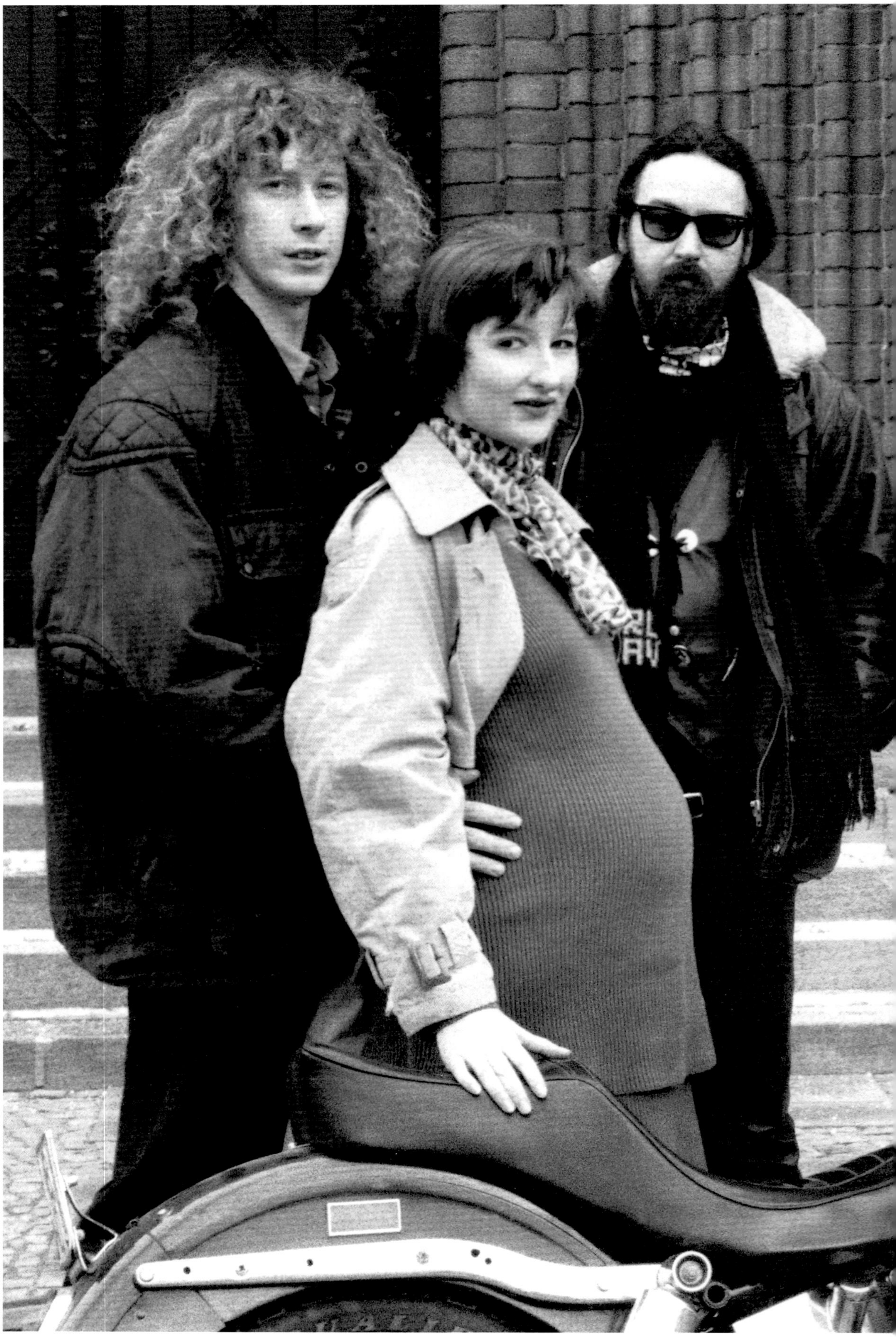

„Unseren gemeinsamen Freundeskreis gibt es noch nicht so lang, erst als Jons sich nach fast 2 Jahren öffnete und mir gestand, daß er nicht aus Steglitz, sondern aus Stahnsdorf stammt, wurden

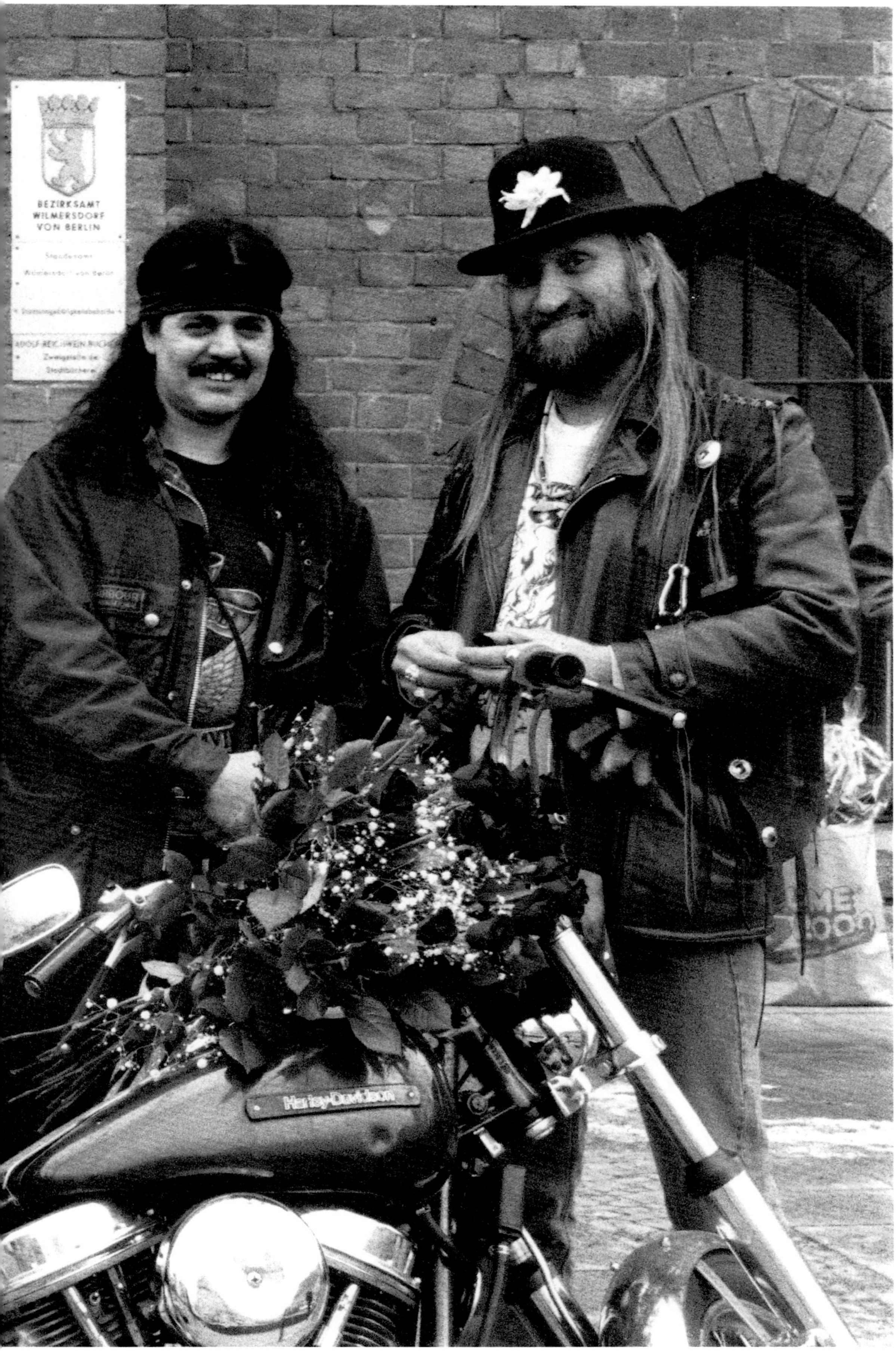

mir seine echten alten Freunde bekannt. Heute sind es unsere Freunde - aber im Harley Davidson Club werden Frauen eher geduldet.“ *Martina, 32 Jahre, Werbekauffrau und Studentin, verheiratet, 1. Kind*

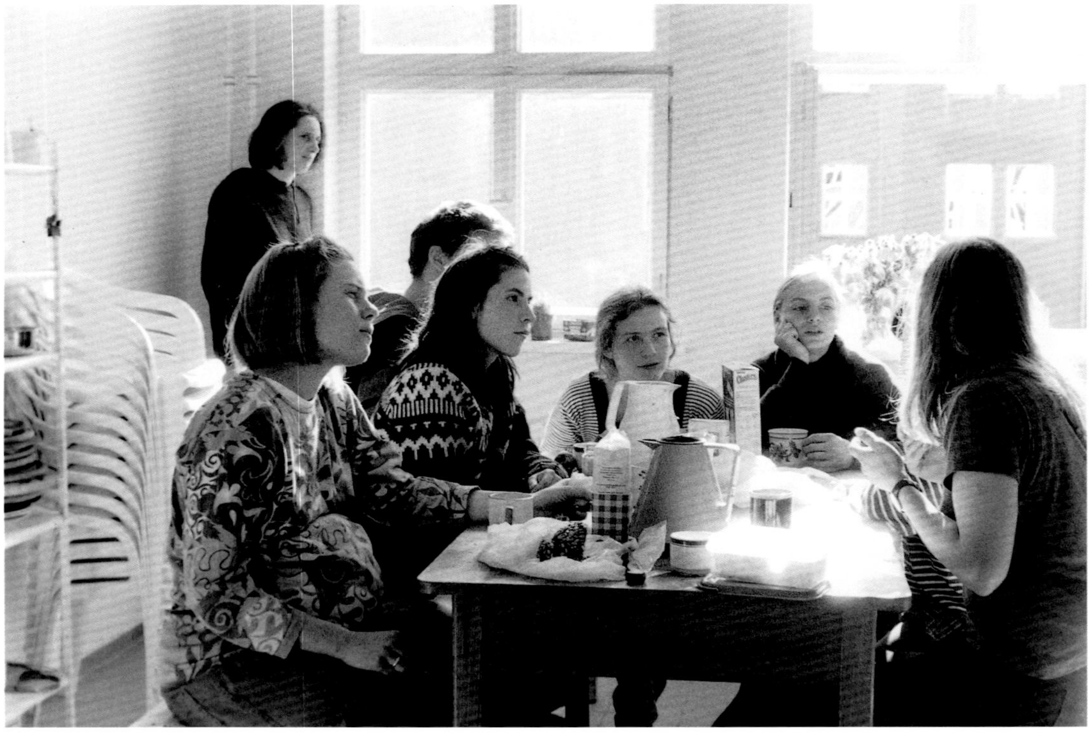

„Seit meinem 18. Lebensjahr bewarb ich mich an 10 Schauspielschulen in der Schweiz, in Österreich und in Deutschland. Trotz meiner Krankheit kam für mich nichts anderes als Schauspiel in Betracht. In Berlin bewarb ich mich an der Schule für Bühnenkunst und wurde genommen. Hier lernte ich auch meinen Freund kennen, und da wir beide das Baby versorgen wollen, wurde der Stundenplan der Schule so eingerichtet, daß wir getrennt Unterricht haben werden."

Annette, 23 Jahre, Schweizerin, Schauspielstudentin, 1. Kind

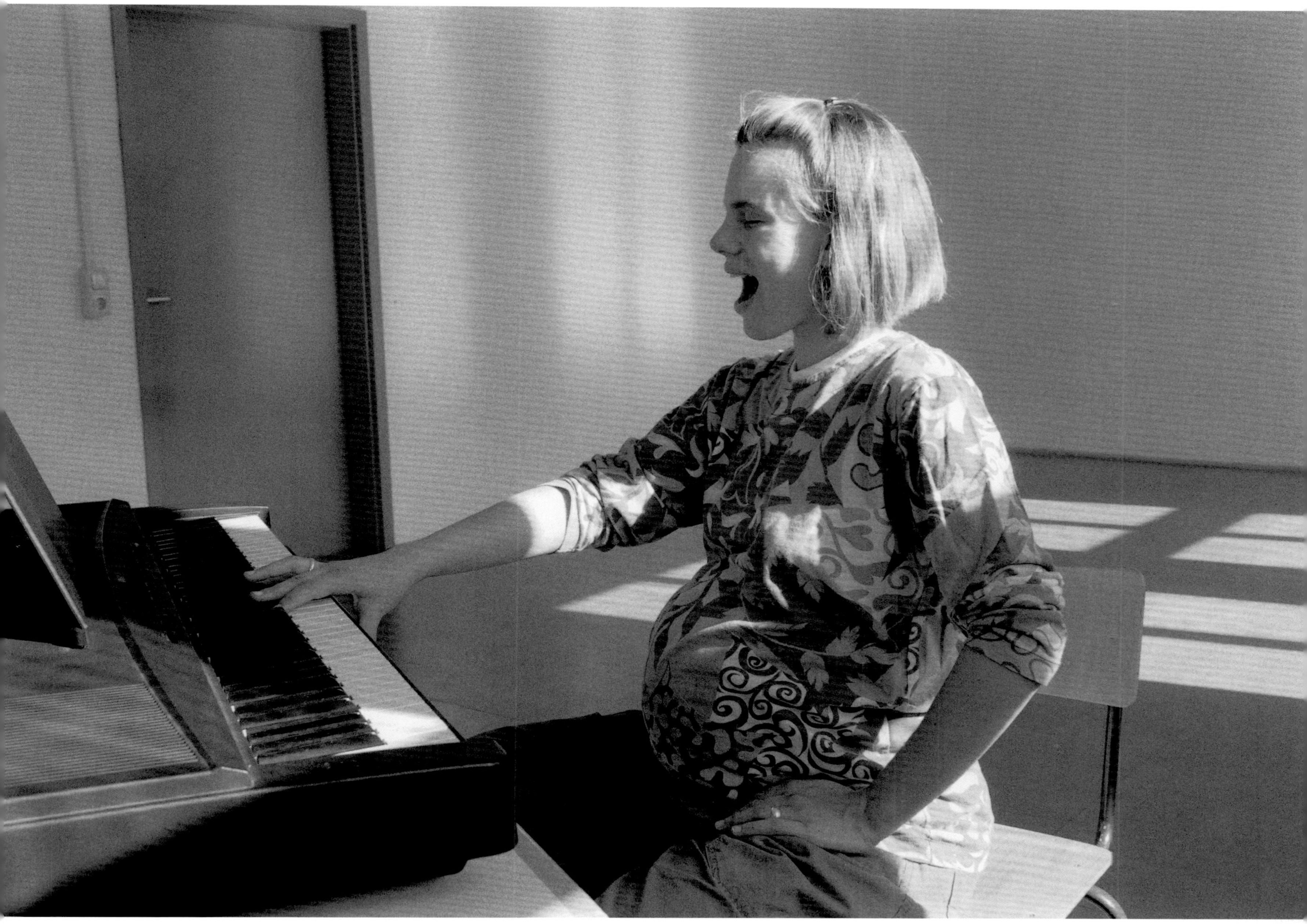

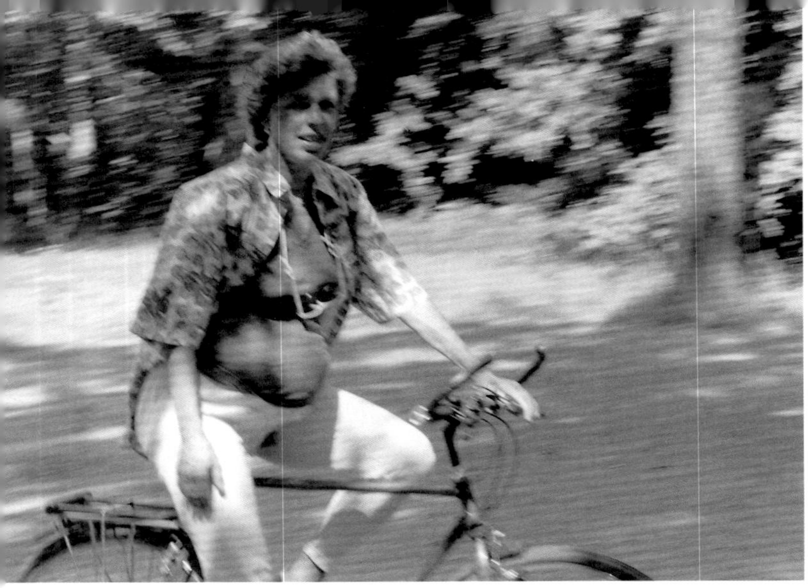

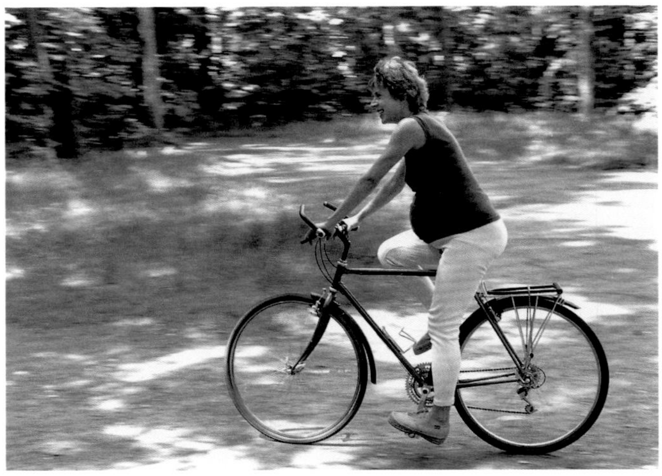

„Manchmal habe ich Existenzängste, was wird, wenn das Kind da ist, der Unterricht wegfällt und damit meine Unabhängigkeit; und dennoch habe ich meinen Traum vom Haus mit Garten, vielen Kräutern, Kindern, Hund und Holzzaun nie aufgegeben."

Sabine, 35 Jahre, freiberufliche Heilpraktikerin, 1. Kind

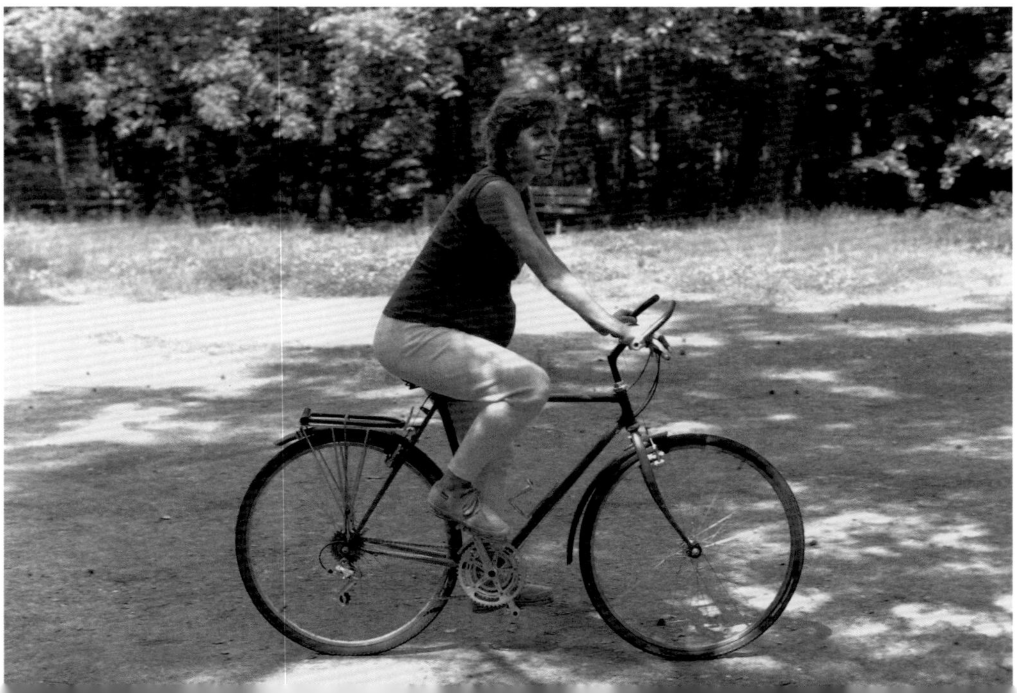

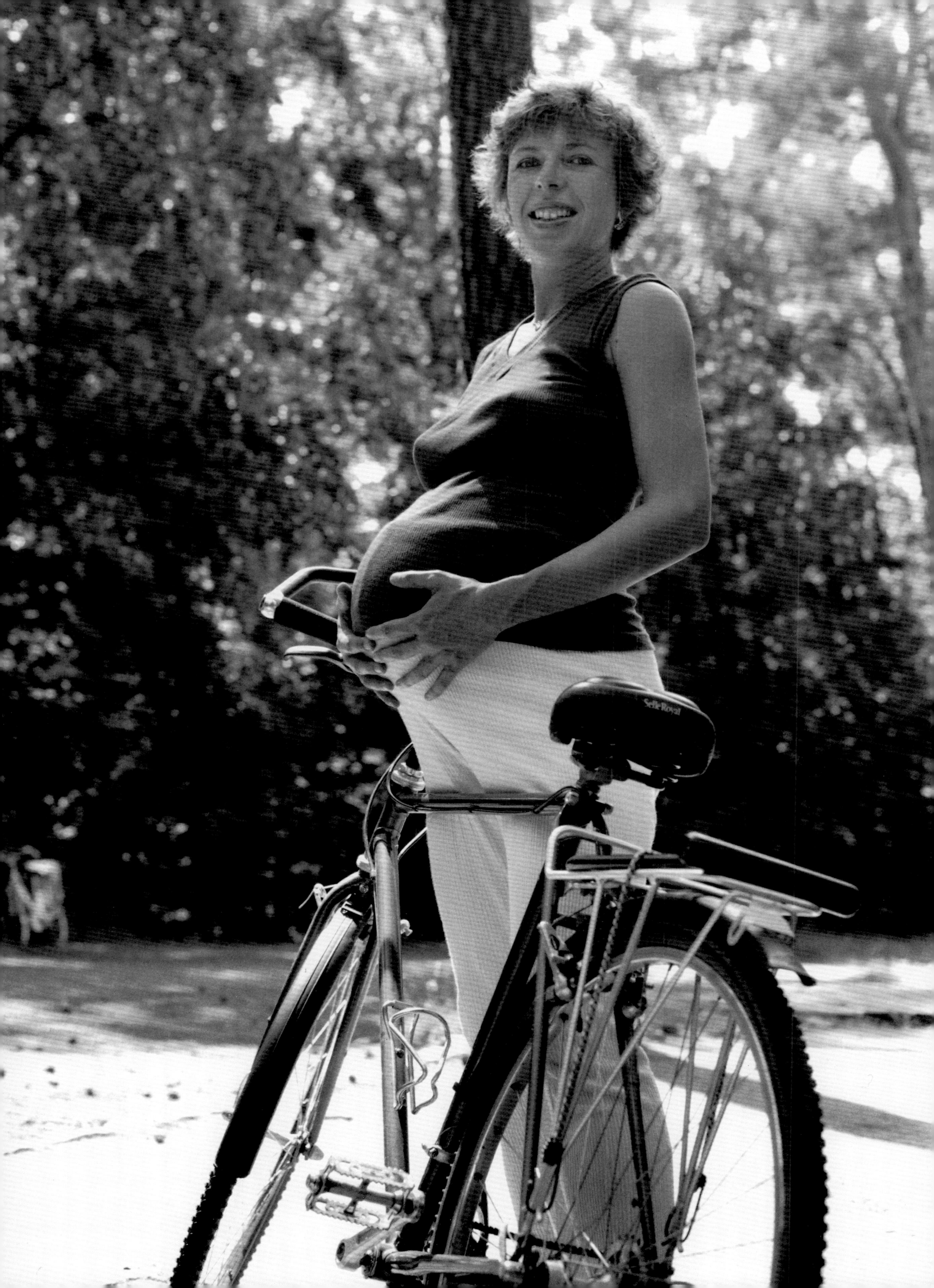

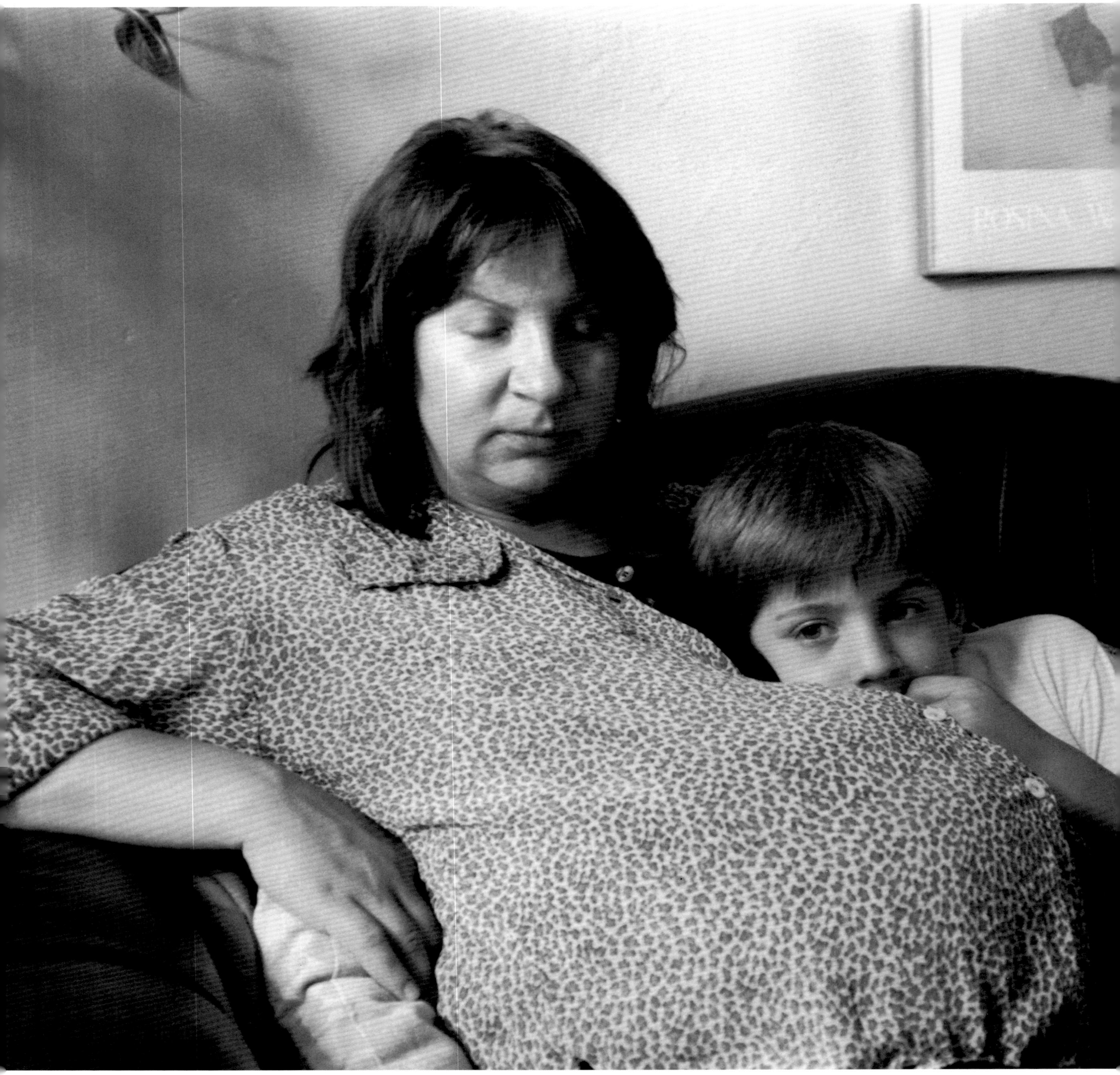

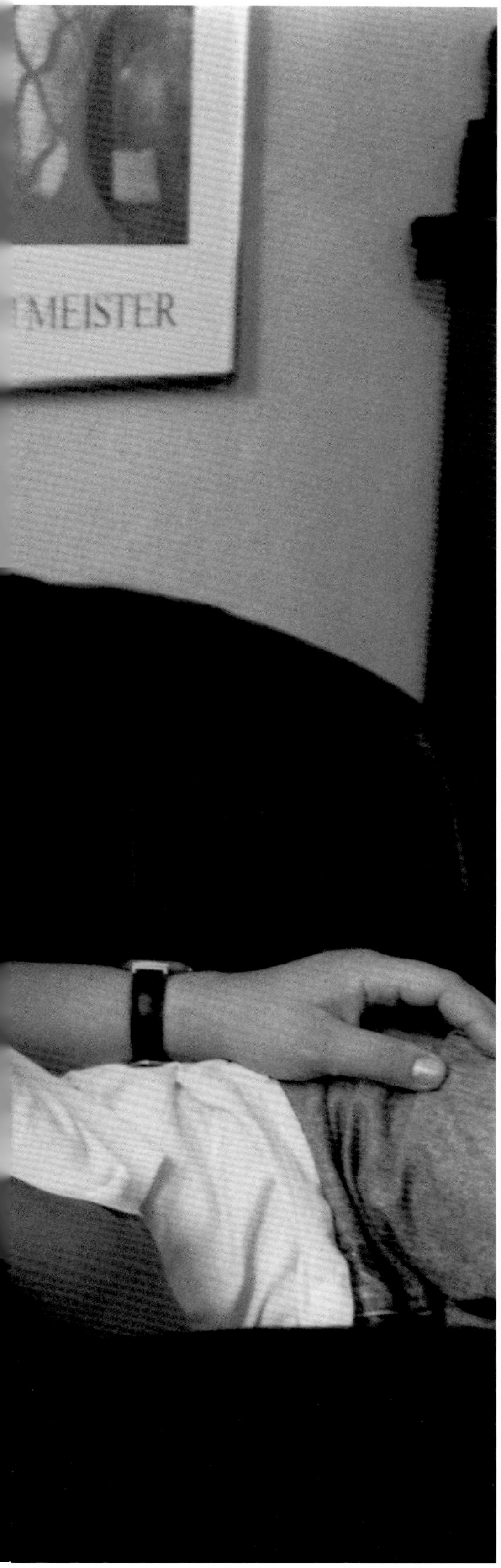

„6 Jahre habe ich auf den Vater von Marek gewartet. Jetzt sind wir wieder eine Familie, das Baby weiß von all dem nichts."

Anna, 35 Jahre, Altenpflegerin, verheiratet seit 12 Jahren, 1 Sohn (8 Jahre)

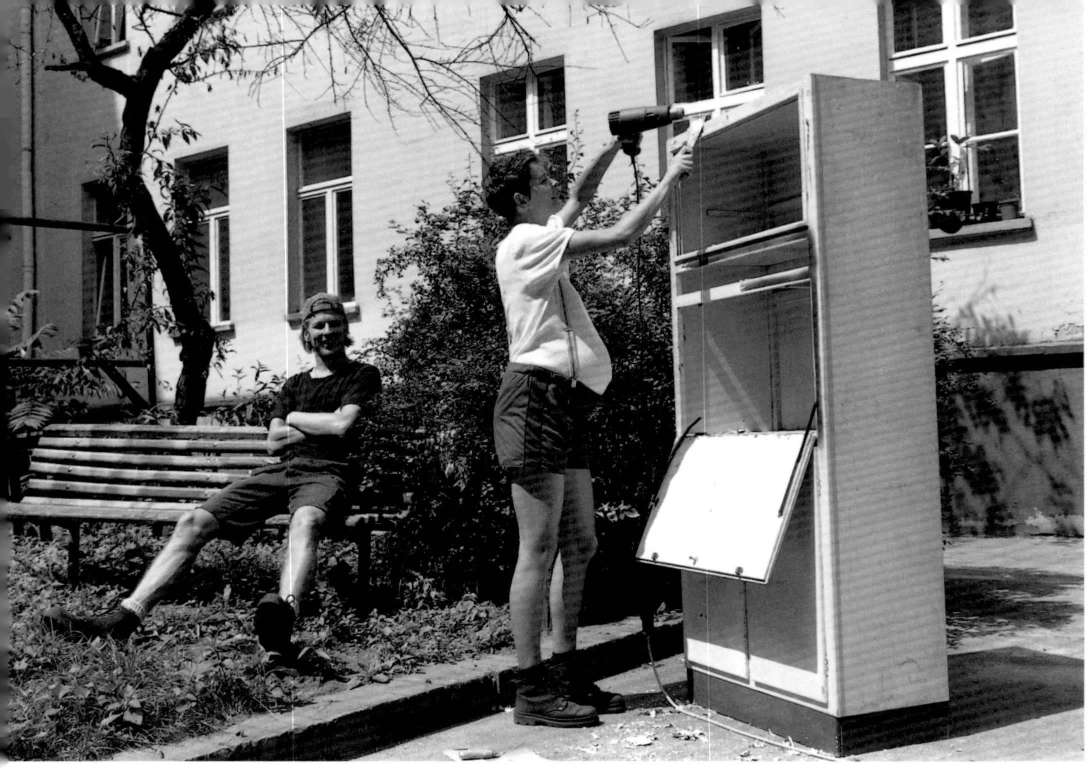

„Ein Jahr Australien wurde von uns lange geplant und vorbereitet, die Reiseroute und der Abflugtermin waren schon festgelegt, und plötzlich stand alles in Frage. Nach langem Hin und Her flogen wir nun statt zu zweit fast zu dritt nach Australien. Nach sieben Monaten kamen wir zurück, denn das Baby sollte hier geboren werden. Aber auch sieben Monate reichten aus, um festzustellen, wie wichtig gerade diese Reise für uns war."

Marion, 25 Jahre, Studentin für Produktdesign, 1. Kind

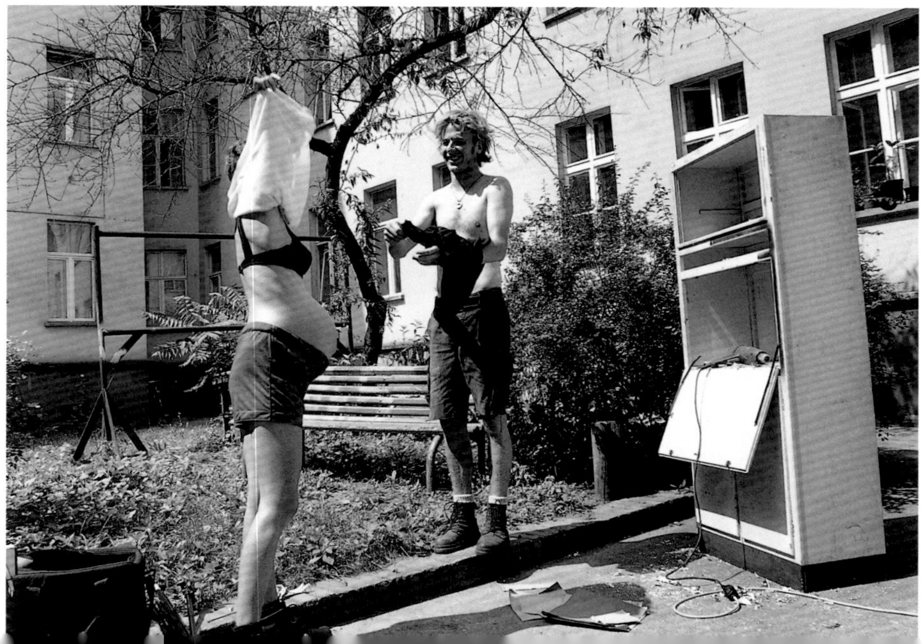

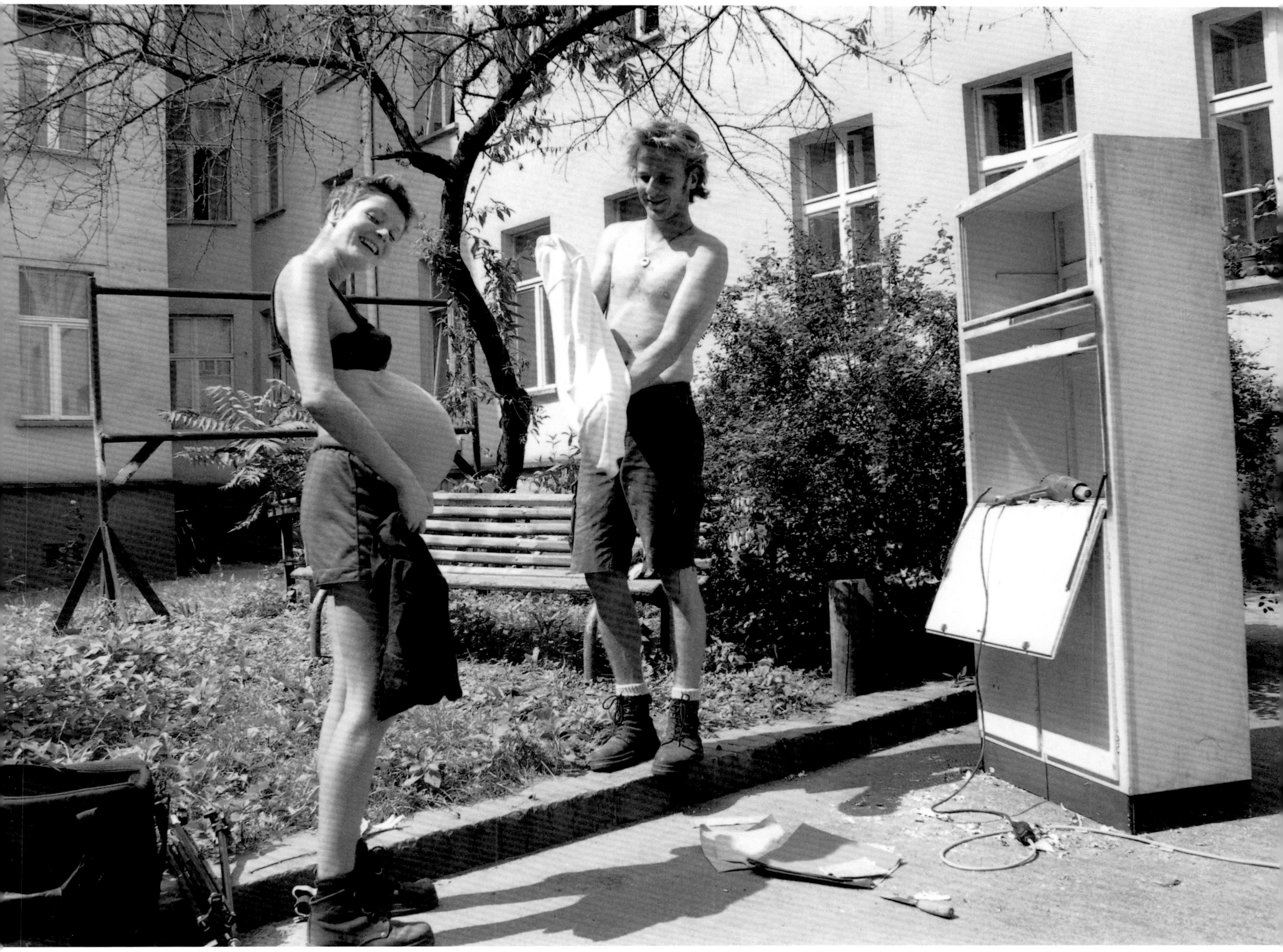

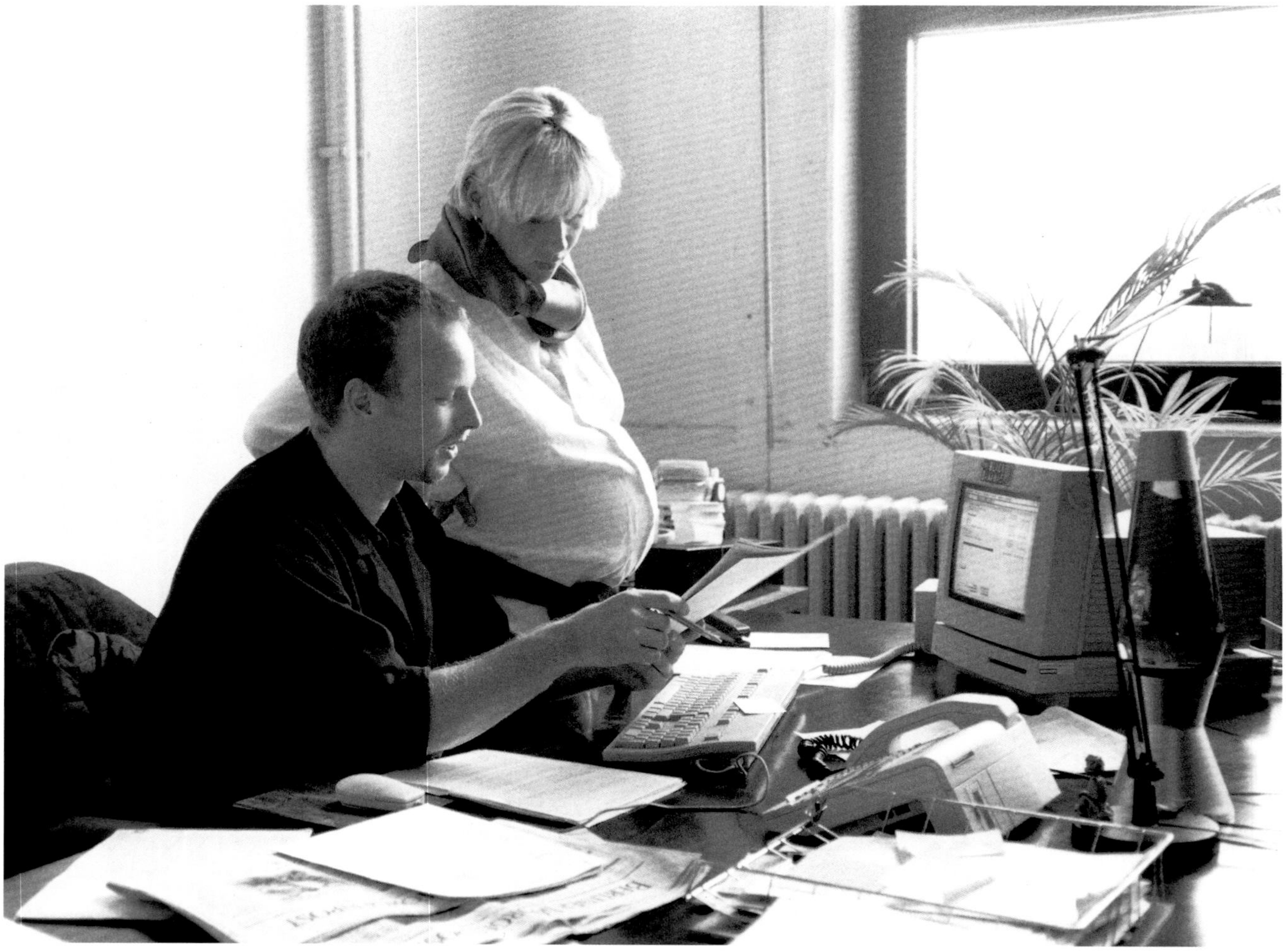

„Schon merkwürdig, wenn ein Kind ohne zwei Männer nicht denkbar gewesen wäre. Den einen als liebenden Mann und Vater, den zweiten - meinen Businesspartner - als unterstützenden Freund, der mir an manchem Tag den Mut für das Kind zurückgab.“

Grit, 33 Jahre, PR-Managerin, verheiratet, 1. Kind

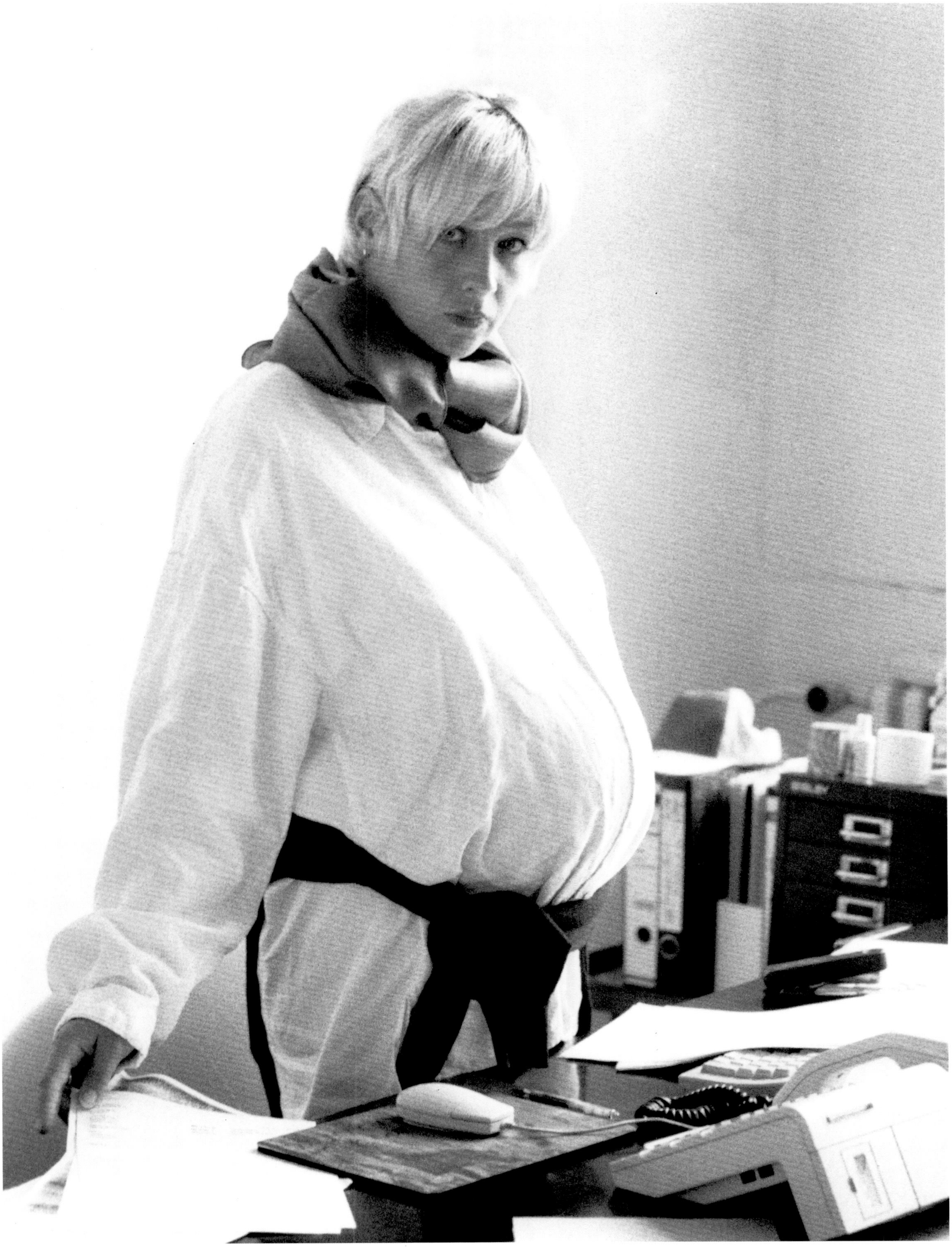

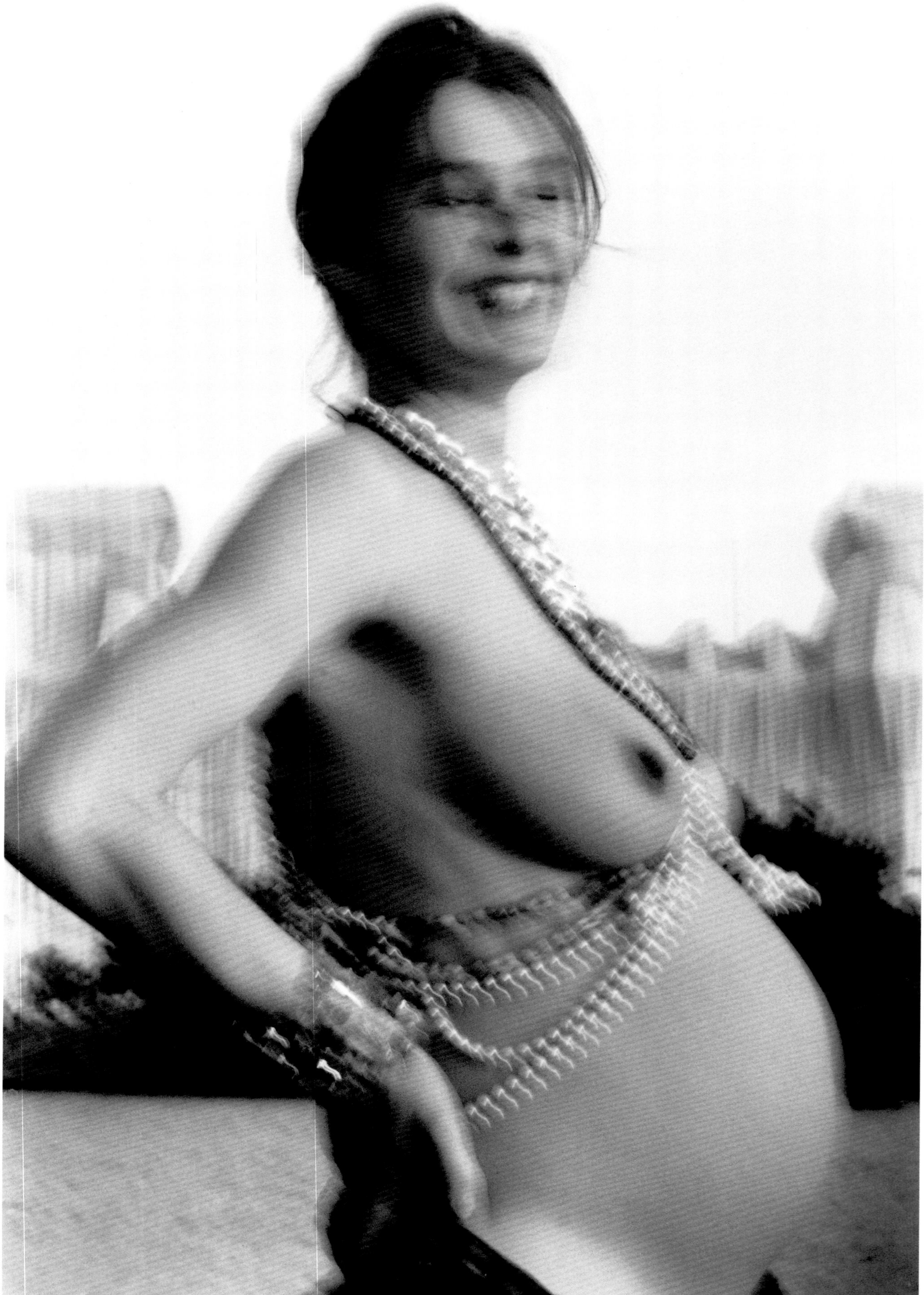

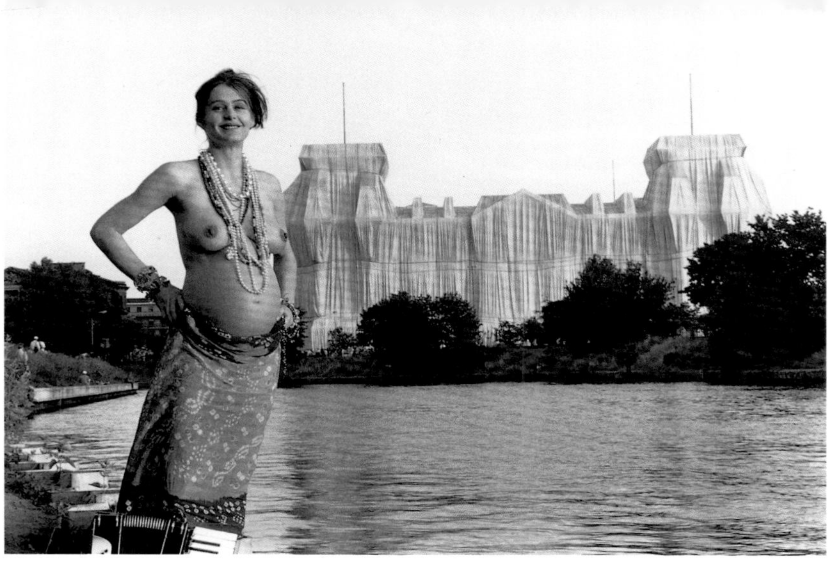

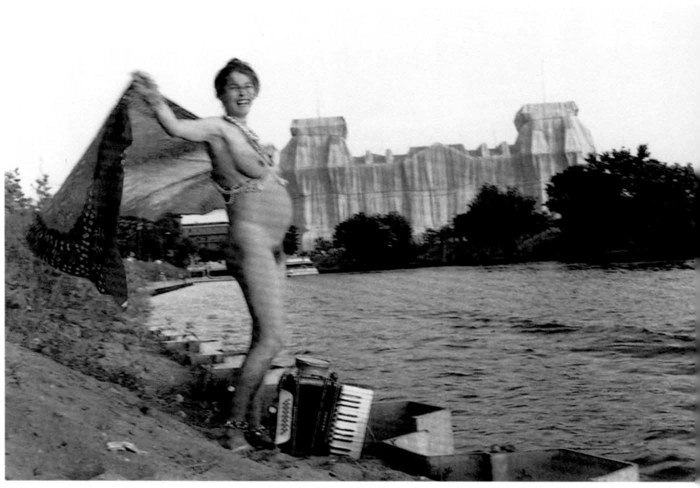

„Ich bin ein See, tief gründet das Wasser, komm in den See, bade Dich in meinem Wasser, so tief, so still, so heiter, sternenklar ist das Wasser, tief in dem See. Gesammelt lächelt der Mond klaren Himmels, sanft in das Wasser meines Wesens, tief in dem See."

Santrra, 34 Jahre, oxydianische Punk-Musikerin, verheiratet als Zen-Nonne mit einem tibetanischen Ex-Mönch, 1. Kind

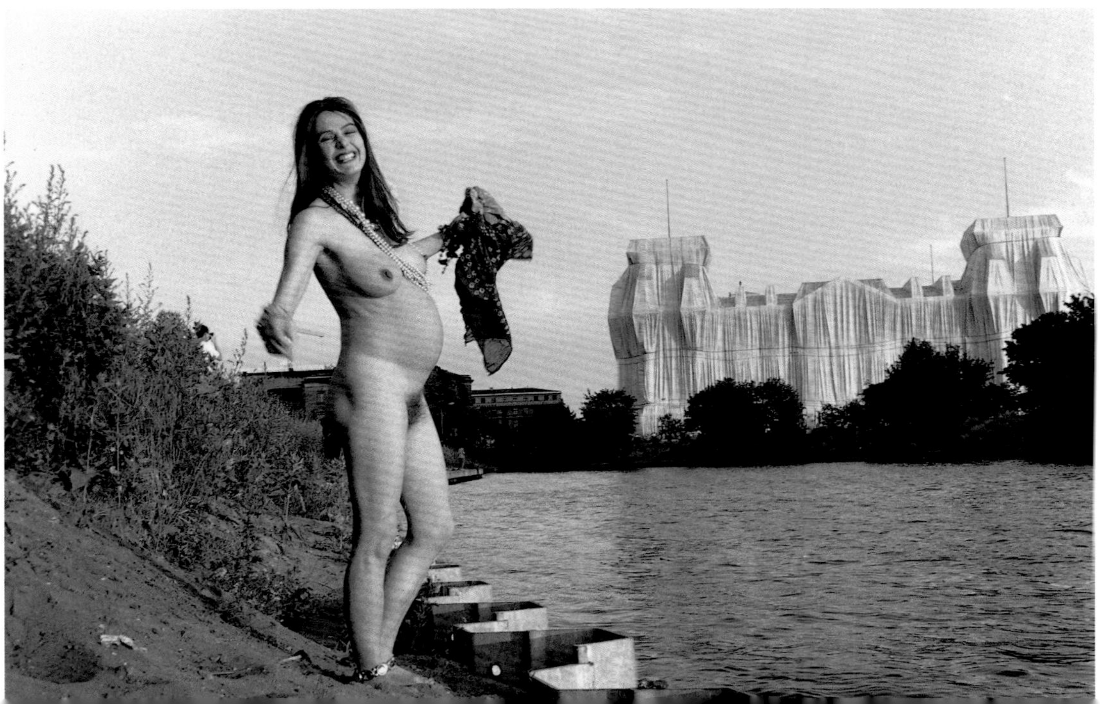

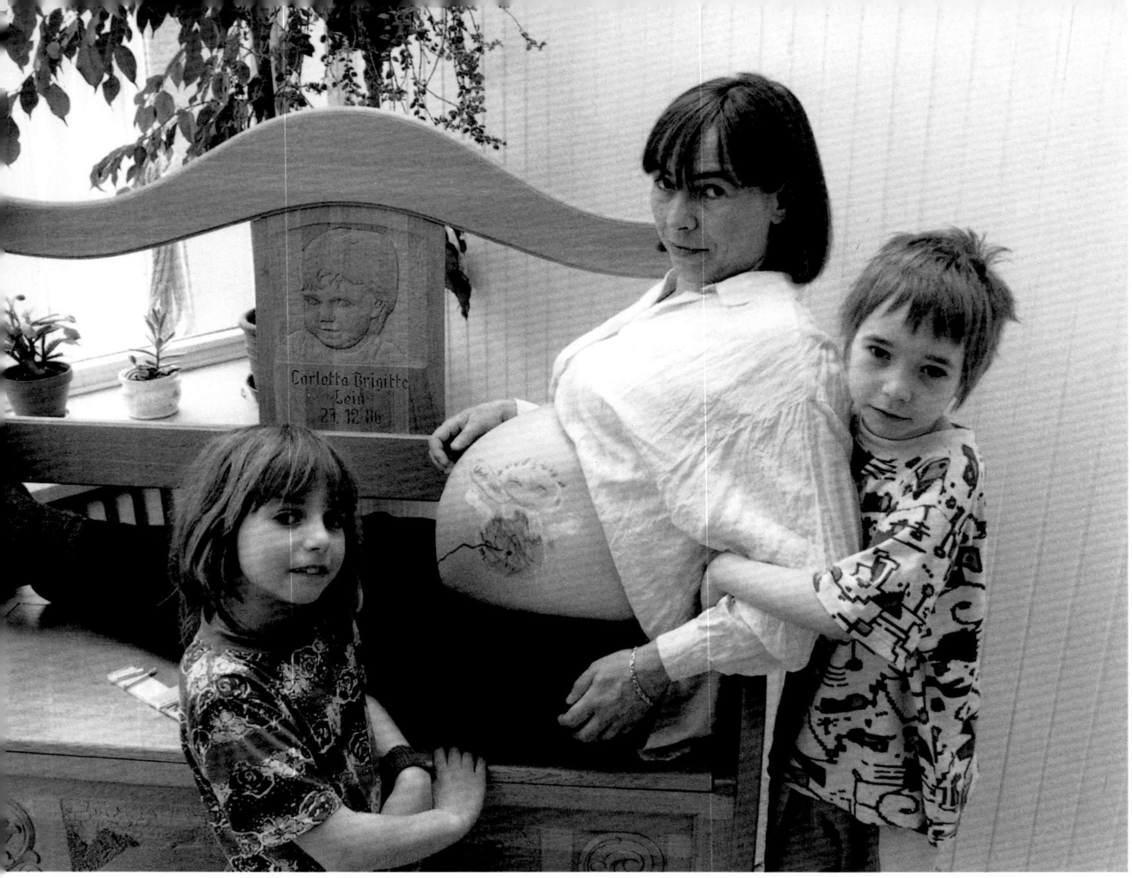

„Sechs Jahre lang haben wir um bestimmte Positionen innerhalb der Familie gerungen, Grenzen abgesteckt, und nun wird wieder alles ganz anders.“

Susanne, 39 Jahre, Lehrerin, verheiratet, 2 Kinder, 1 Tochter (9 Jahre), 1 Sohn (6 Jahre)

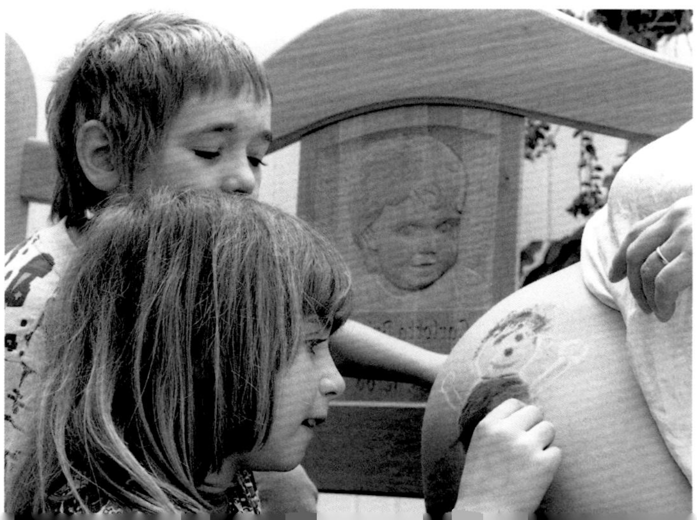

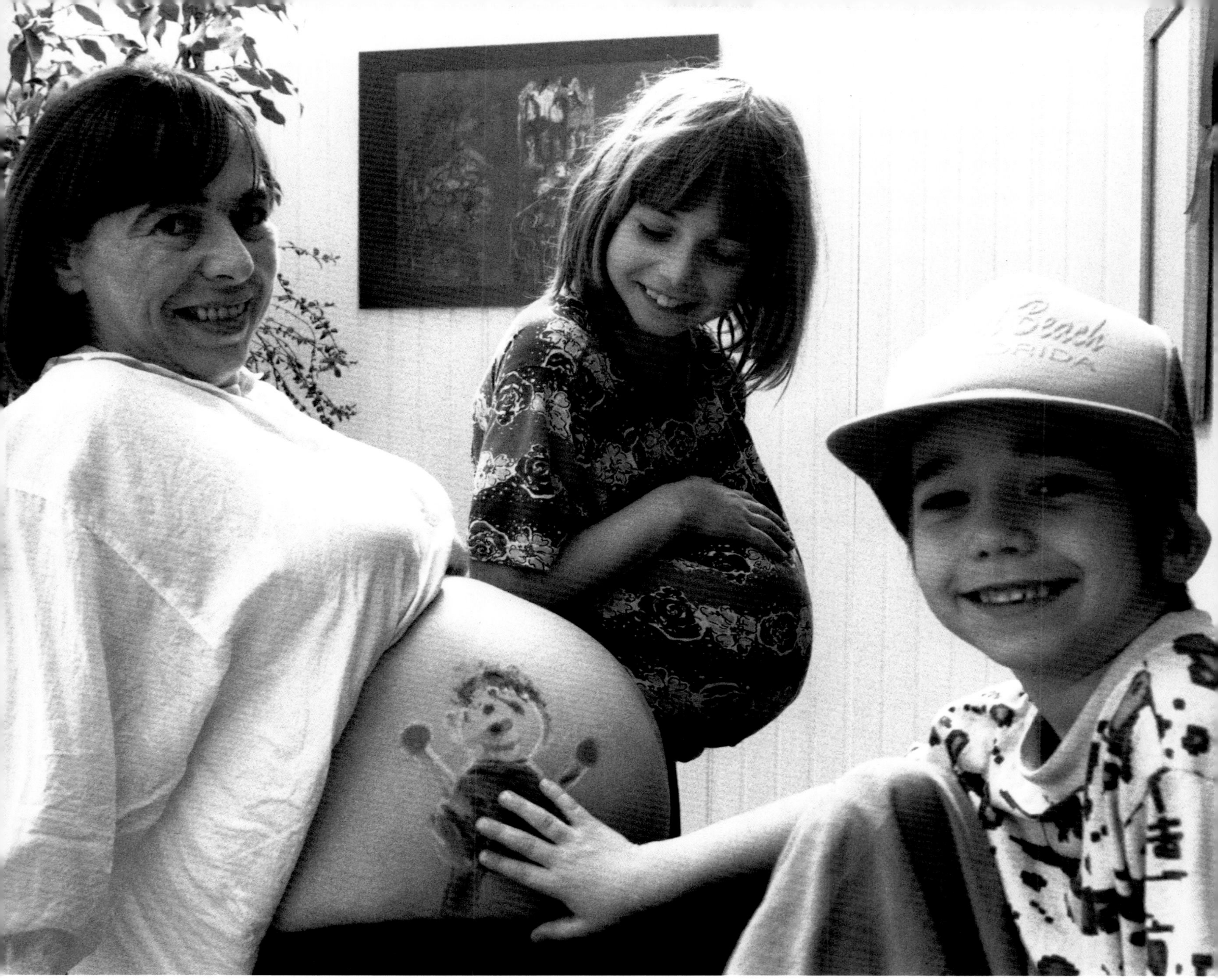

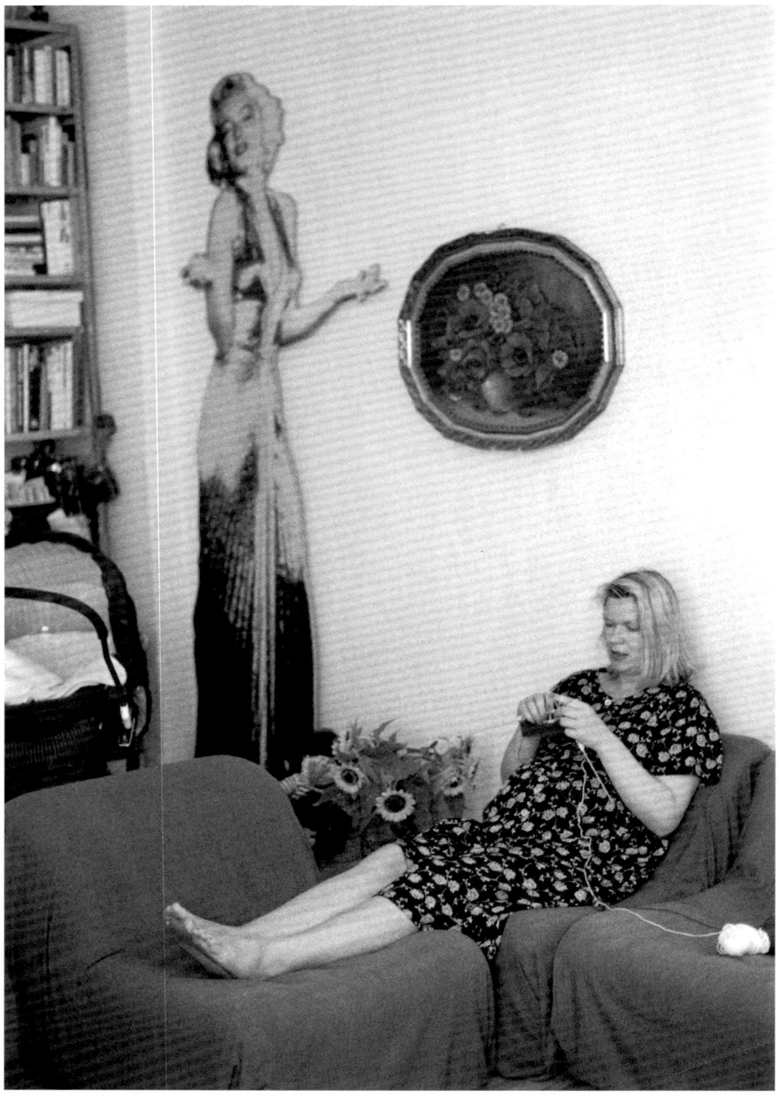

„Die Tür vom Planungsbüro hinter mir zu schließen, war kein Problem. Ich genieße jetzt meine weicheren Züge, daß ich aber auch noch zu stricken anfange, hätte ich vor einem Jahr nicht geglaubt."

Susanne, 35 Jahre, Diplom-Ingenieurin der Stadtplanung, 1. Kind

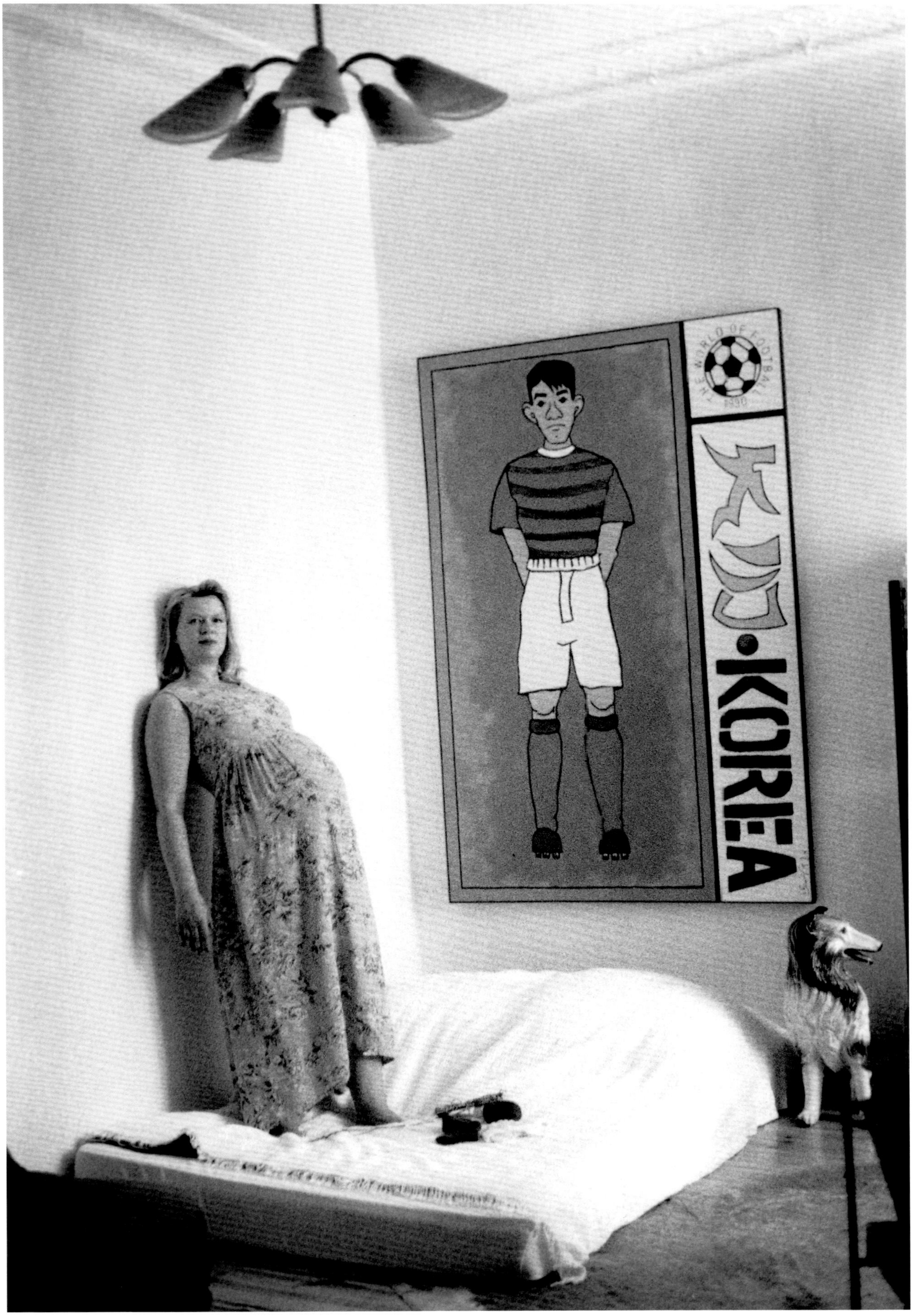
KOREA

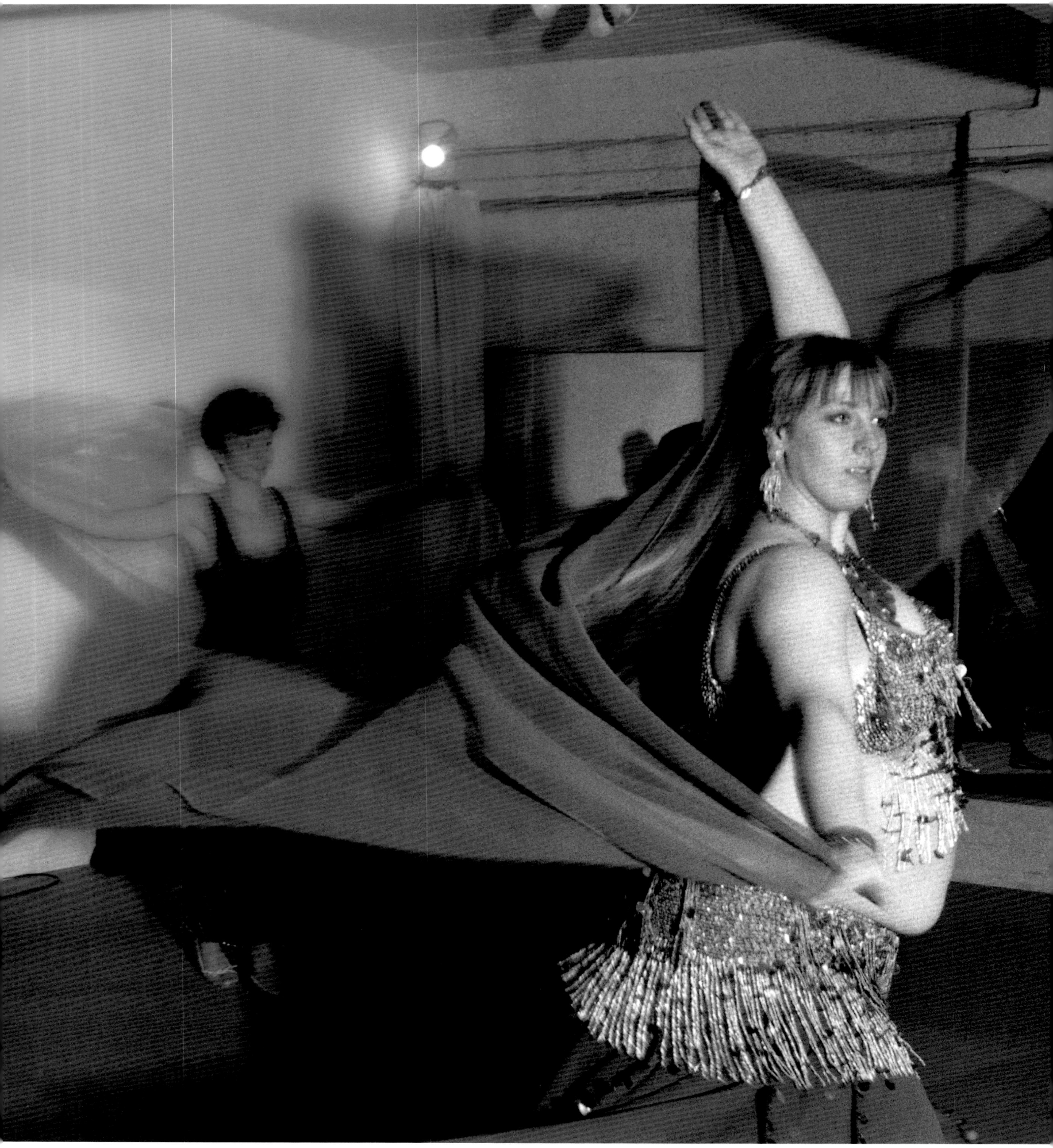

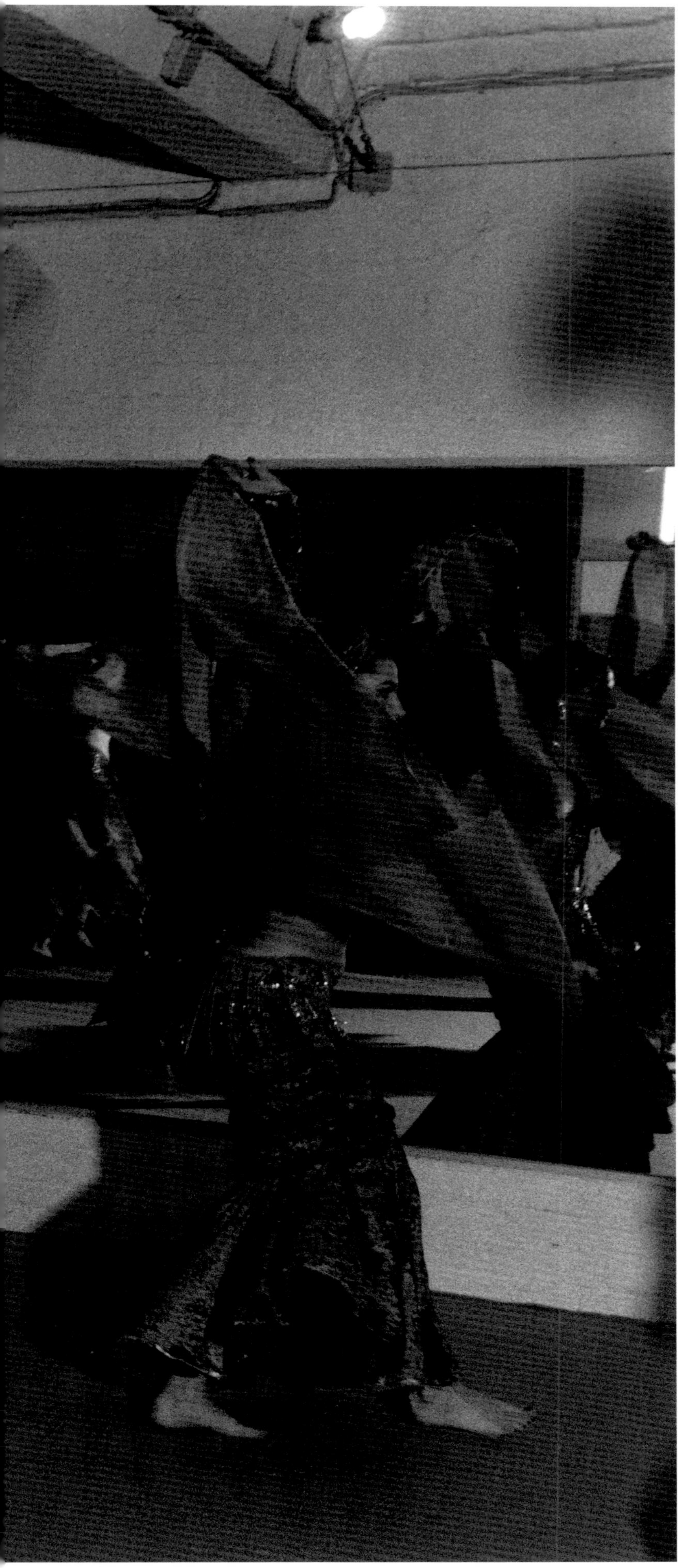

„Ich weiß nicht, ob es meine Liebe zum Tanz war, die damals meinen türkischen Freund von mir trennte - eines Tages aber sah ich seine Hochzeitsfotos. Seitdem tue ich, was ich will."

Gabi, 28 Jahre, Zahnarzthelferin, 1. Kind

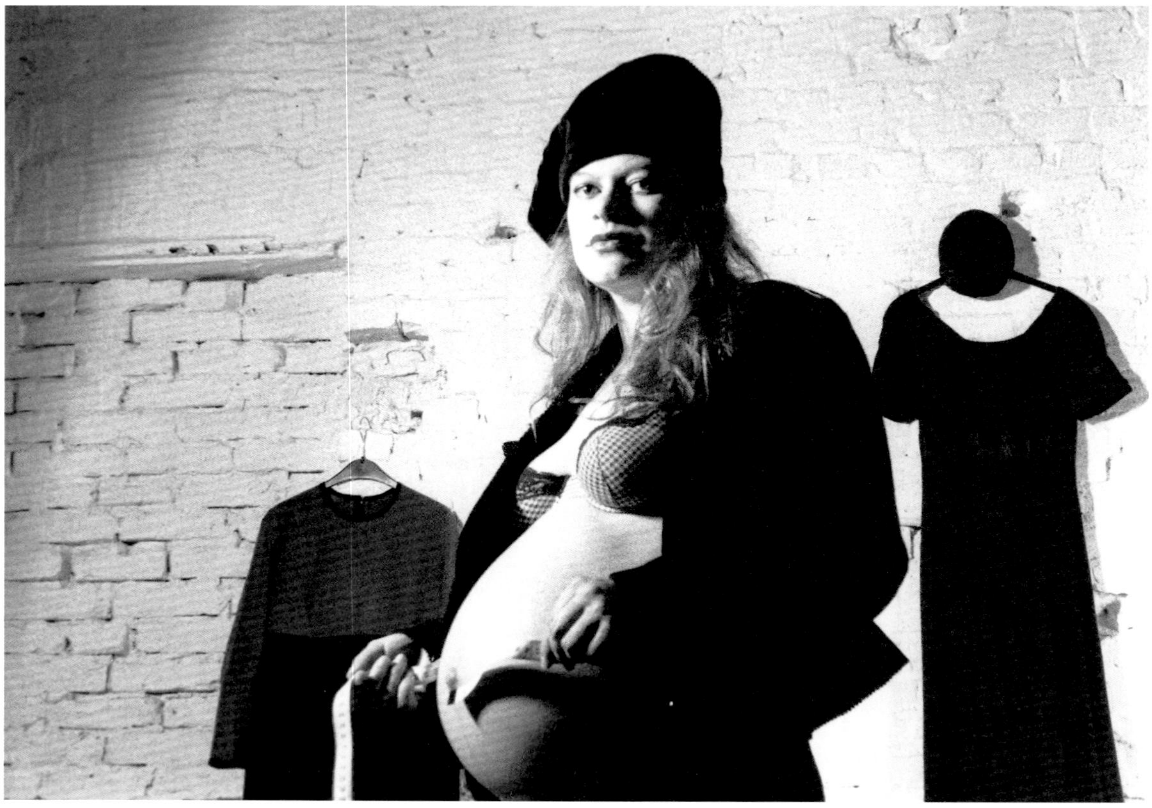

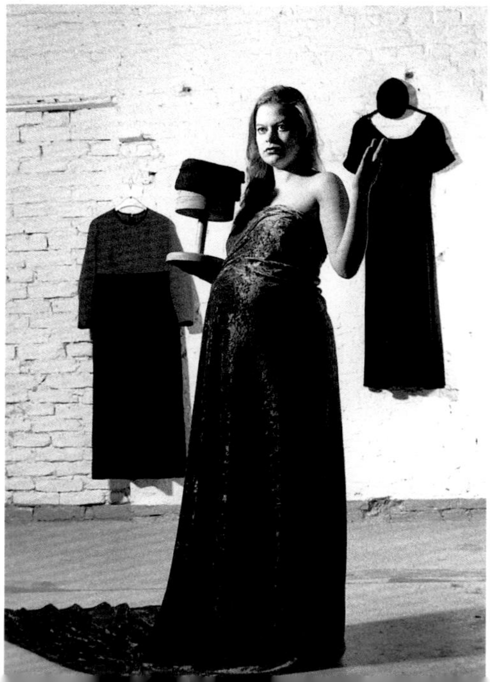

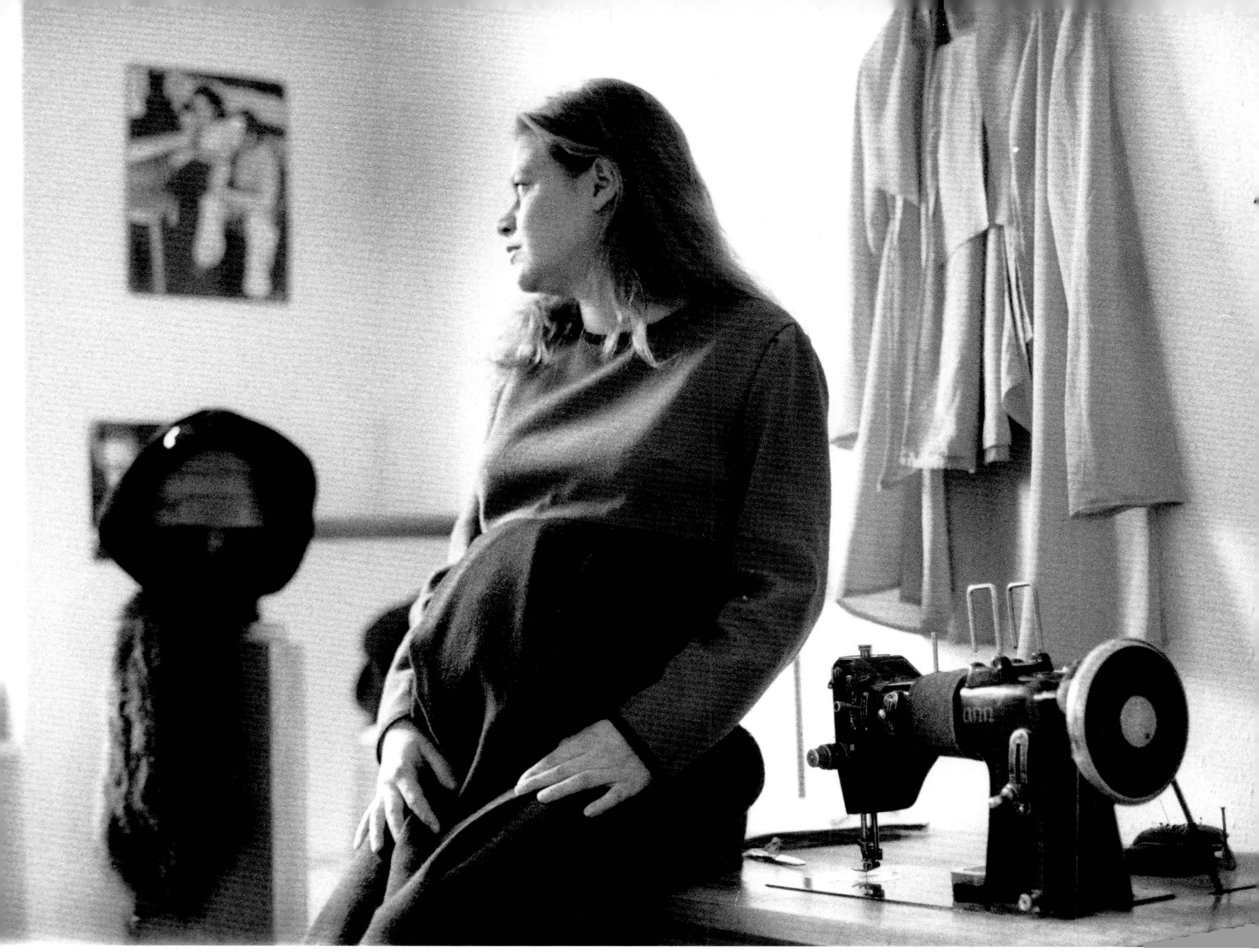

„Vielleicht war das Psychologie-Studium der Schlüssel zur Erkenntnis - jetzt weiß ich, was ich kann und will.“

Daniela, 24 Jahre, Ex-Studentin,
jetzt Schneiderlehrling, ohne Mann, 1. Kind

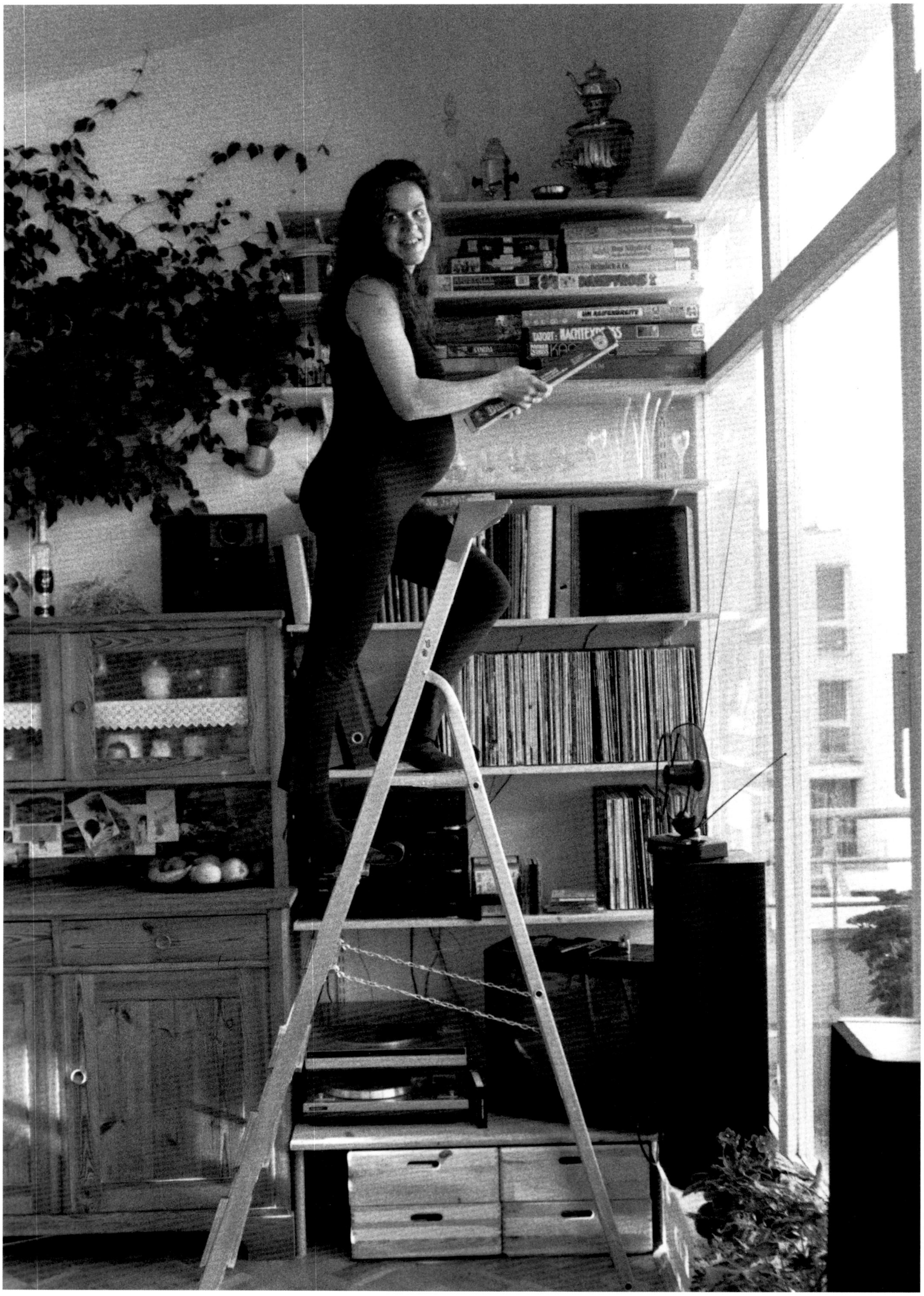

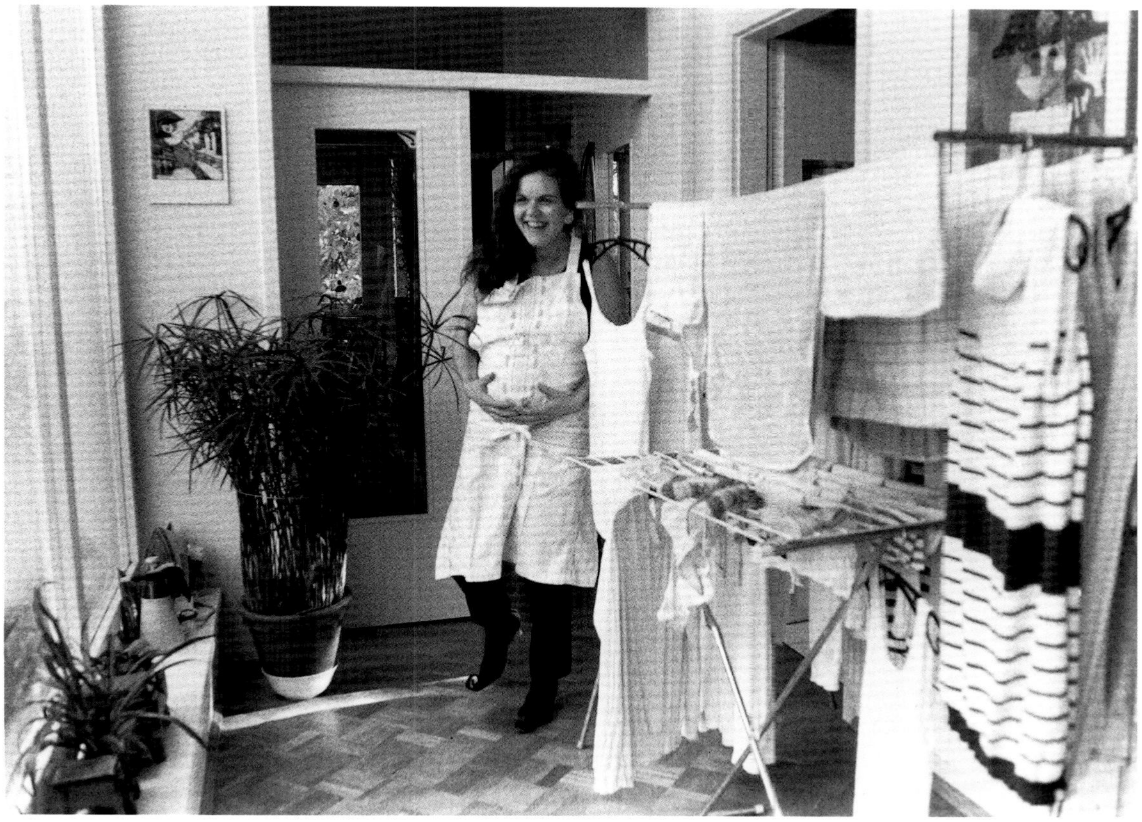

„Wenn wir nach Kubikmeter bezahlen müßten, könnten wir uns die Wohnung nicht leisten - damals wußten wir noch nicht, daß diese Leiter unser wichtigstes Hochzeitsgeschenk wird."

Doris, 28 Jahre, Ergo-Therapeutin, verheiratet, 1. Kind

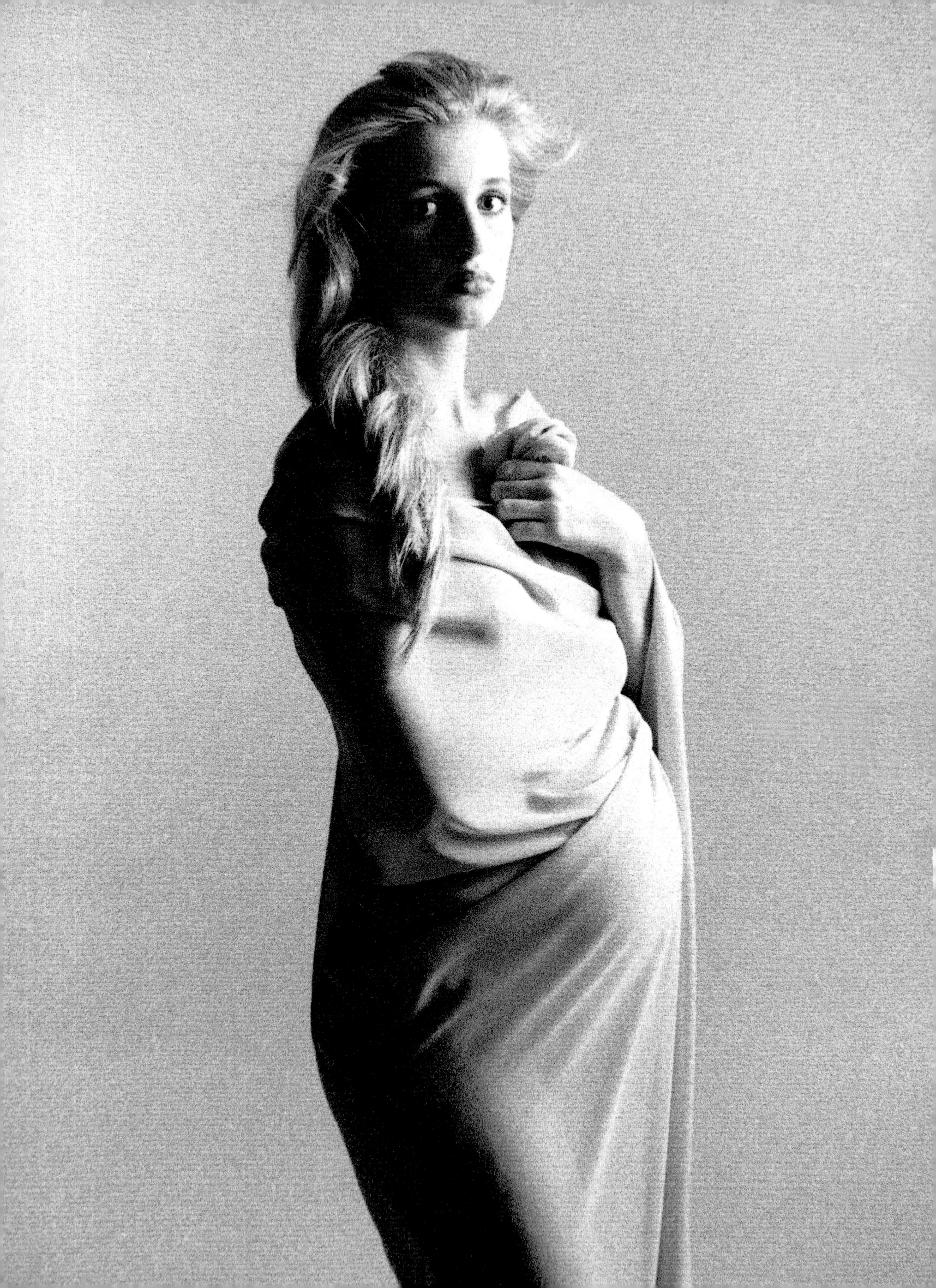

„Geplant war das Baby nicht, aber ich habe zu keinem Zeitpunkt daran gezweifelt es zu bekommen: Es wird meine Tochter, egal was aus der Beziehung zu Martin wird. Vielleicht ist für mich auch alles so normal, weil meine Mutter zum gleichen Zeitpunkt meine Schwester zur Welt bringen wird – zu Hause werden dann Tante und Nichte aufwachsen wie Schwestern."

Alexandra, 20 Jahre, Fotomodell, 1. Kind

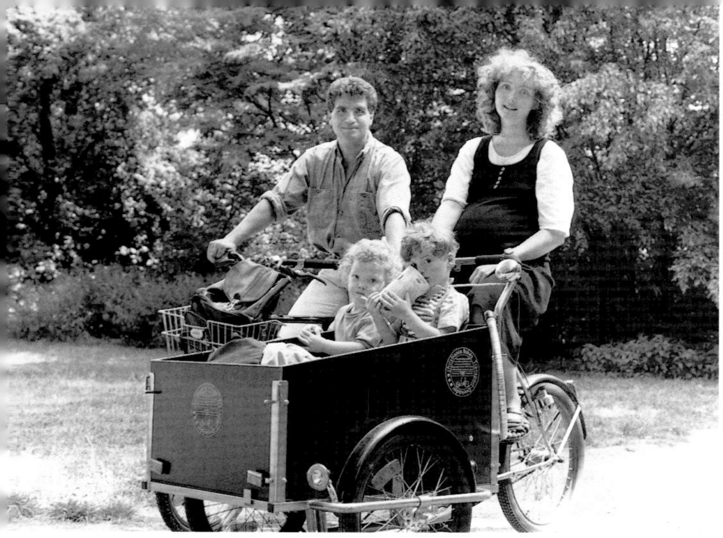

„Als mein einziger Bruder starb, wollte ich Kinder mehr als alles andere: und Hebamme wollte ich werden. Nach meiner dritten Entbindung – meine Kinder dürfen sie miterleben – beginne ich die Ausbildung."

Silke, 26 Jahre, Ex-Studentin, 2 Söhne (2 und 4 Jahre)

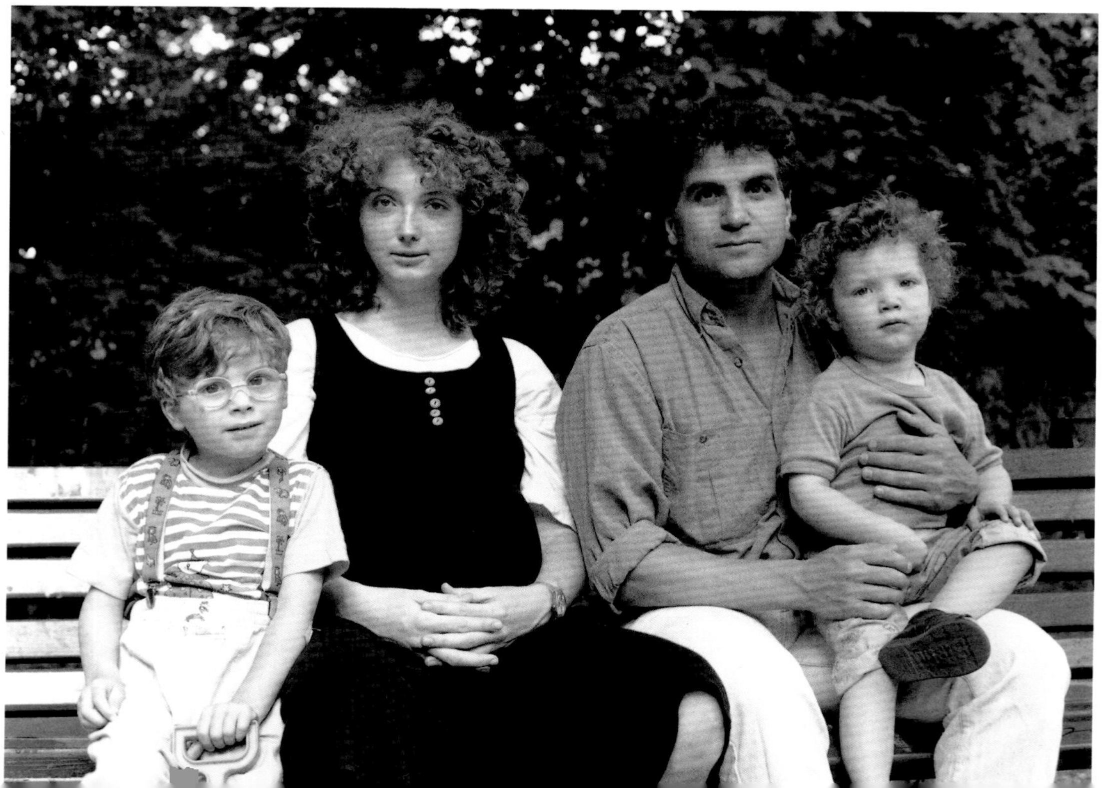

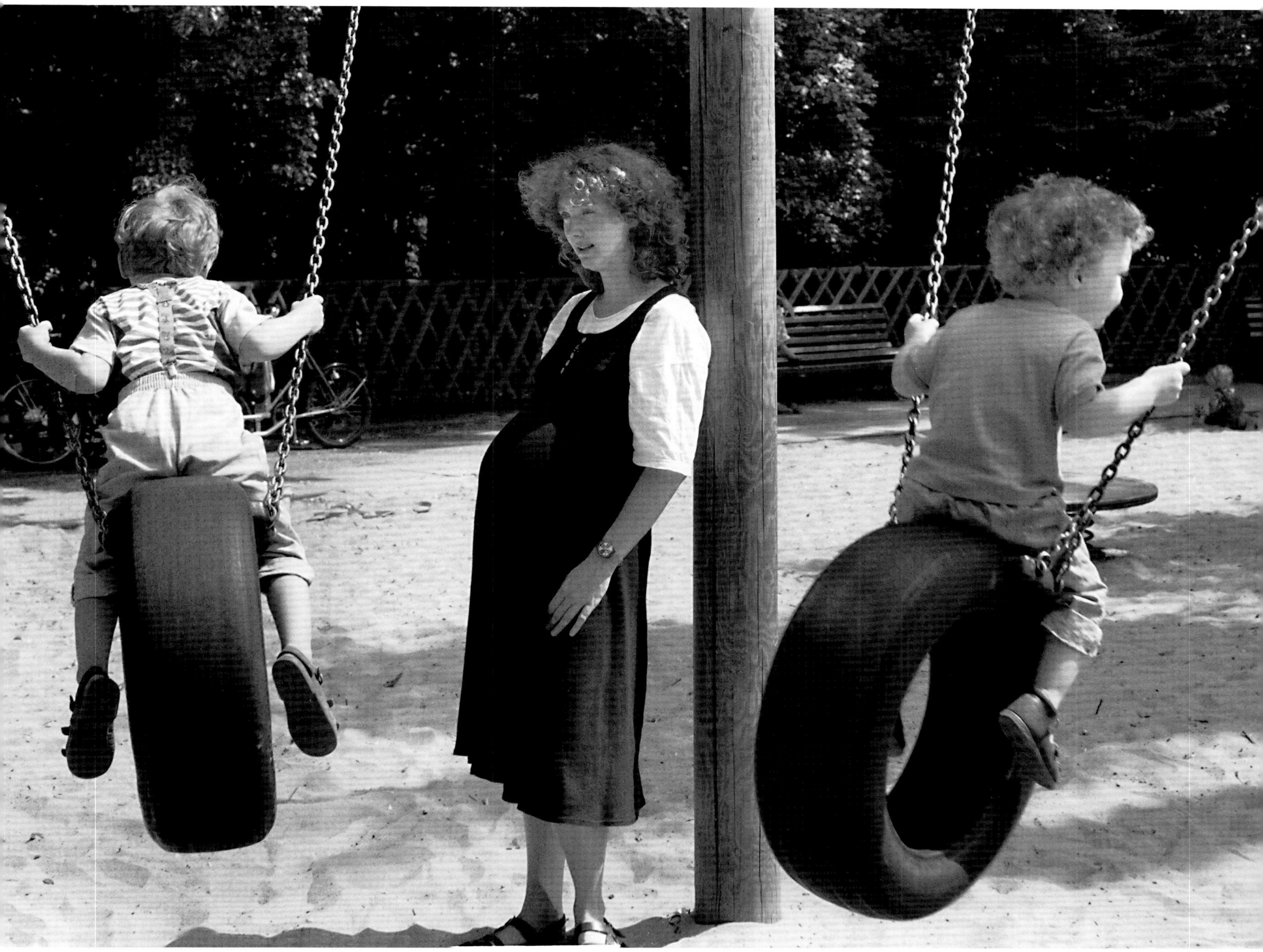

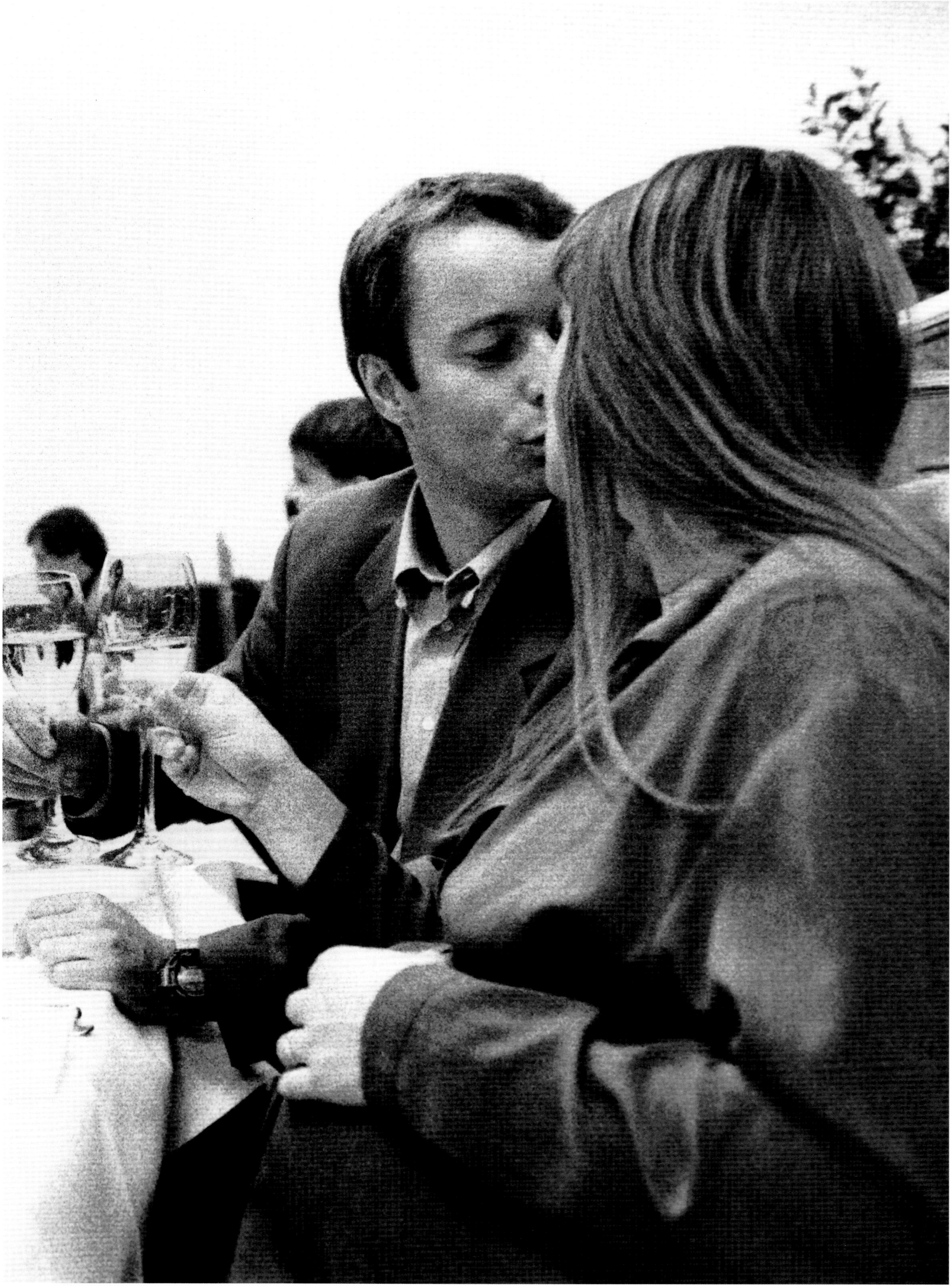

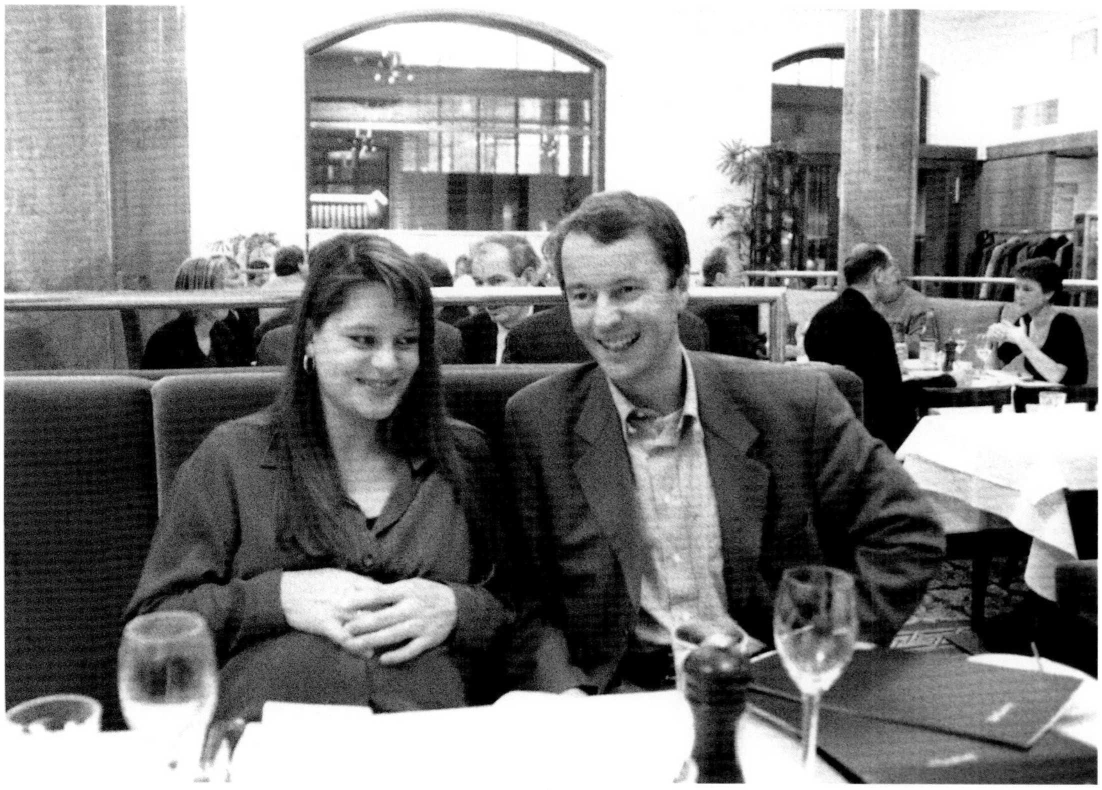

„Man kann alles in einem Jahr vereinen: im Januar das Kennenlernen, im Februar das Schwangerwerden, im Mai die gemeinsame Wohnung, im August die Hochzeit und zu Weihnachten..."

Corinna, 27 Jahre, Hotelfachfrau, verheiratet, 1. Kind

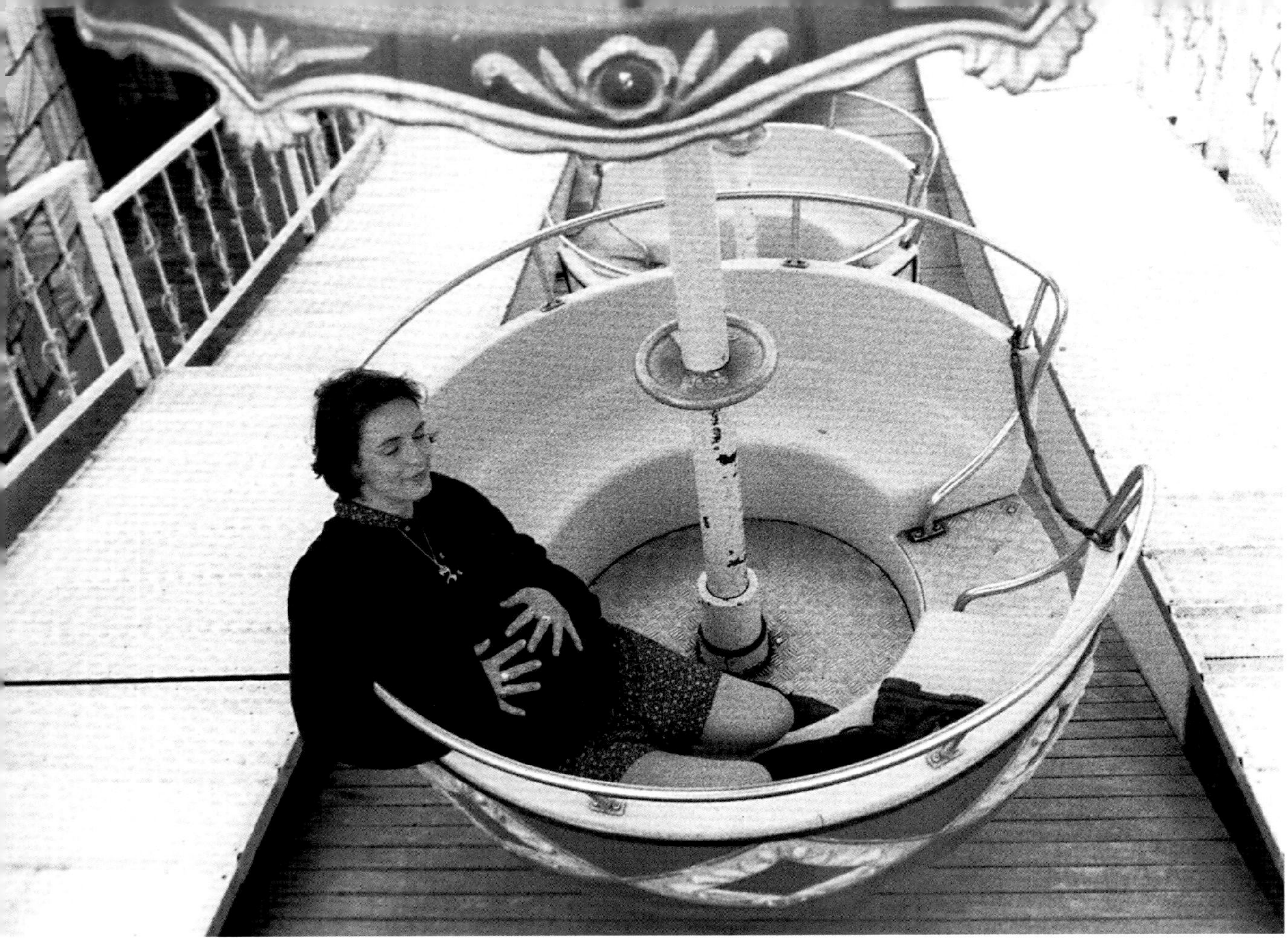

„Was mir auf der Schaukel des Lebens verlorengeht, hole ich mir auf dem Karussel wieder zurück.“ *Ingeborg, 31 Jahre, Erzieherin, 1. Kind*

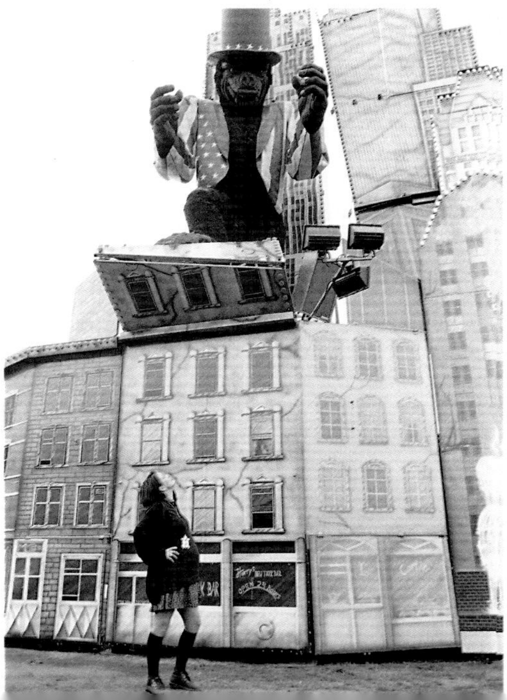

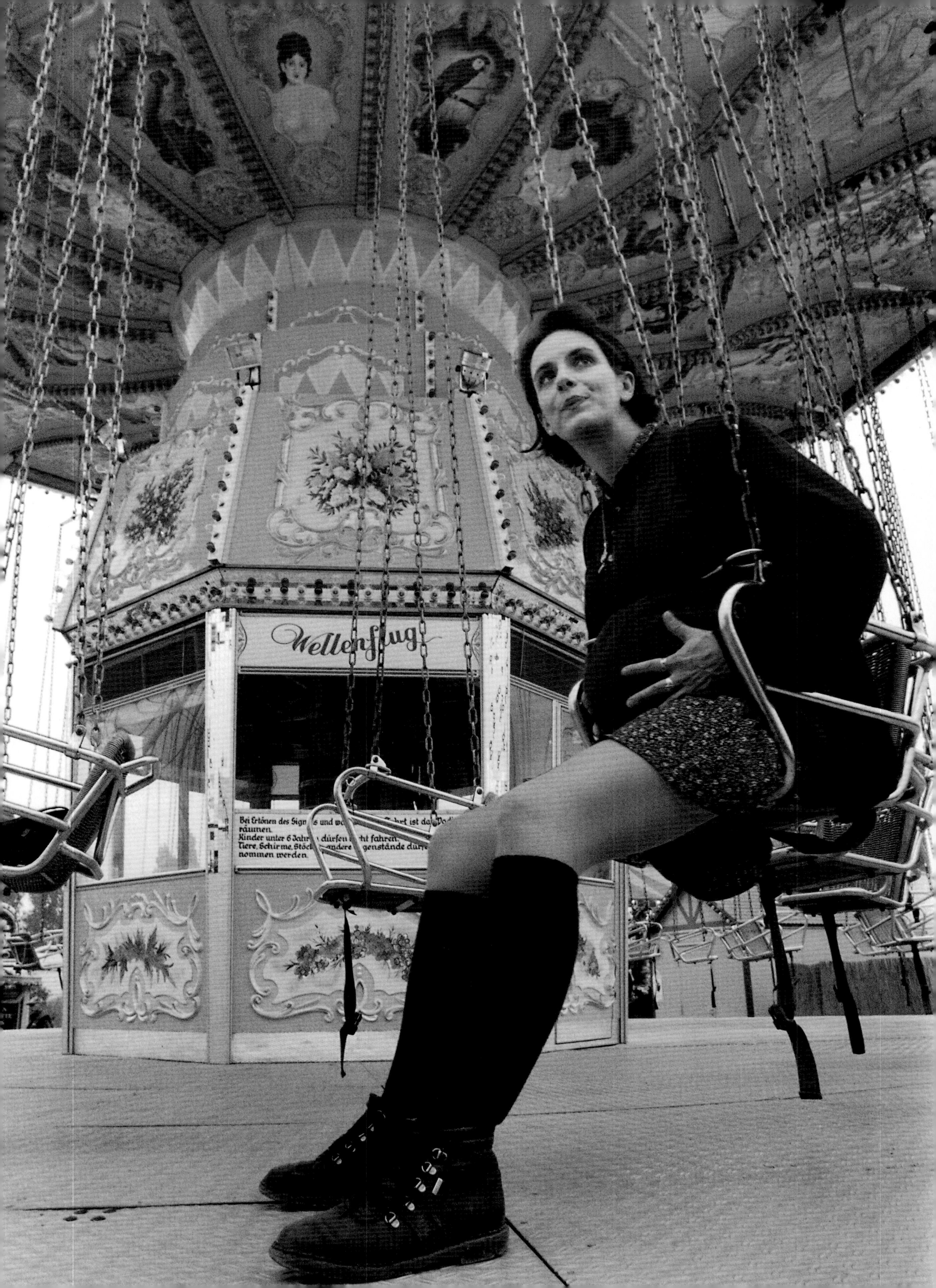
Wellenflug
Bei Ertönen des Sign
räumen.
Kinder unter 6 Jahr
fahren.
nommen werden.

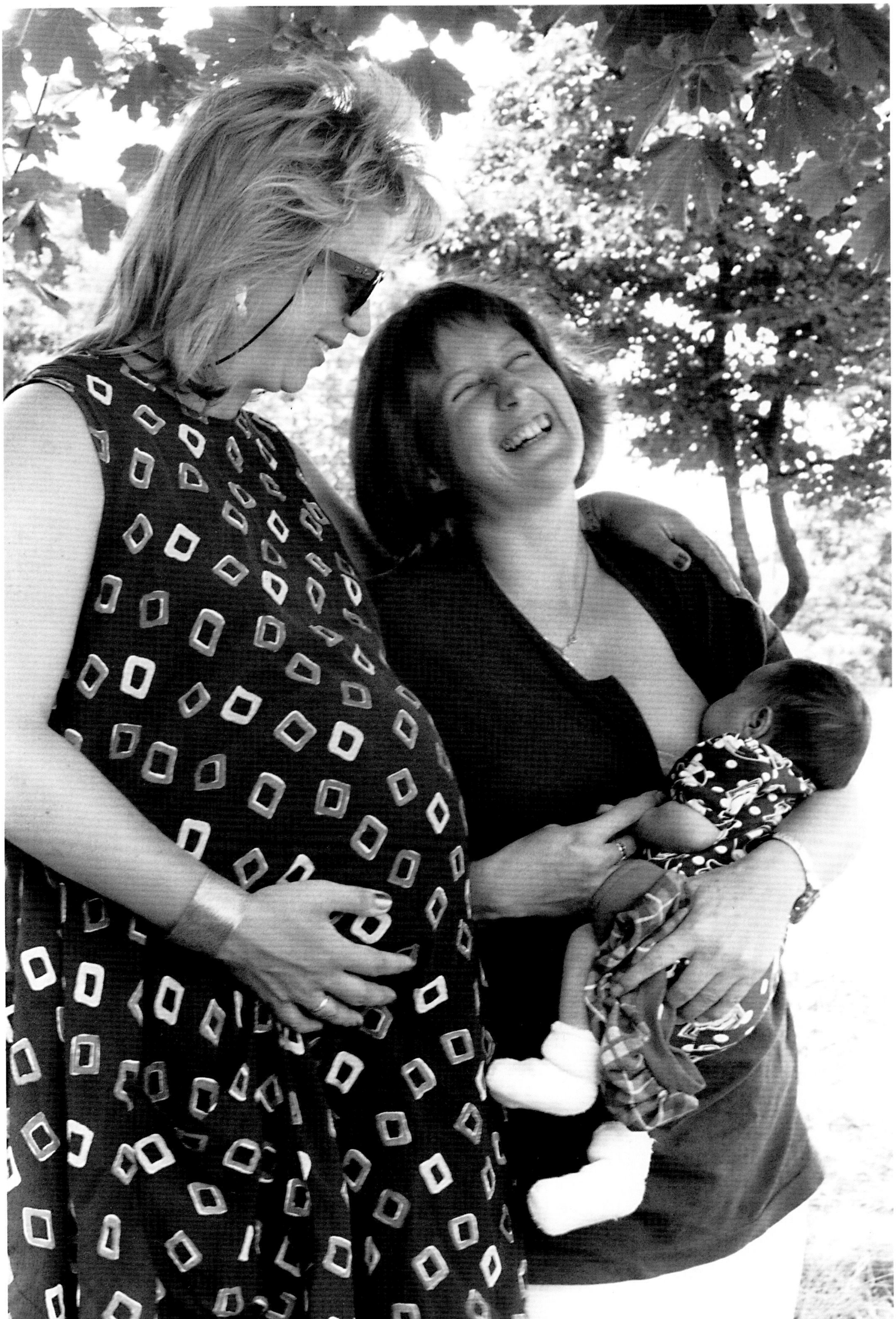

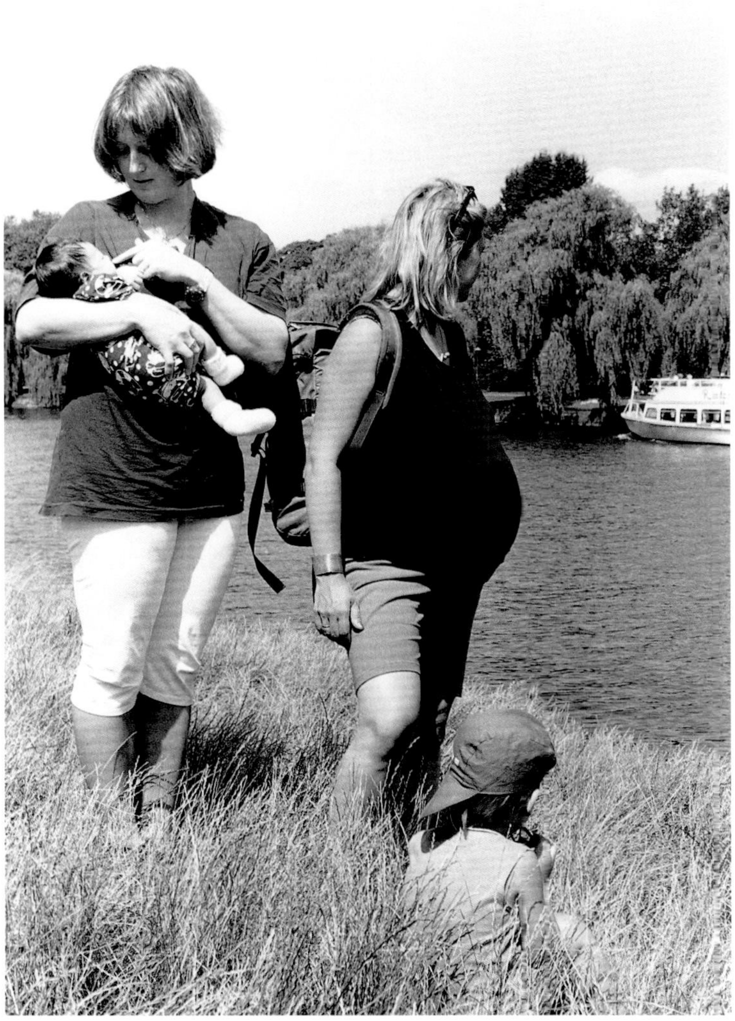

„Schön für mich war, daß meine Freundin nach Berlin zog, auch schwanger wurde und daß wir fast zur gleichen Zeit unsere Kinder erwarten. Unsere Freundschaft wird sich hoffentlich weiter festigen, wir können jetzt gegenseitig auf unsere Kinder achten, ohne dabei unsere Berufe zu vernachlässigen - es ist immer noch schwer, Arbeit und Kinder unter einen Hut zu kriegen.“ *Doris, 32 Jahre, Psychologin, verheiratet, 1 Sohn (3 Jahre)*

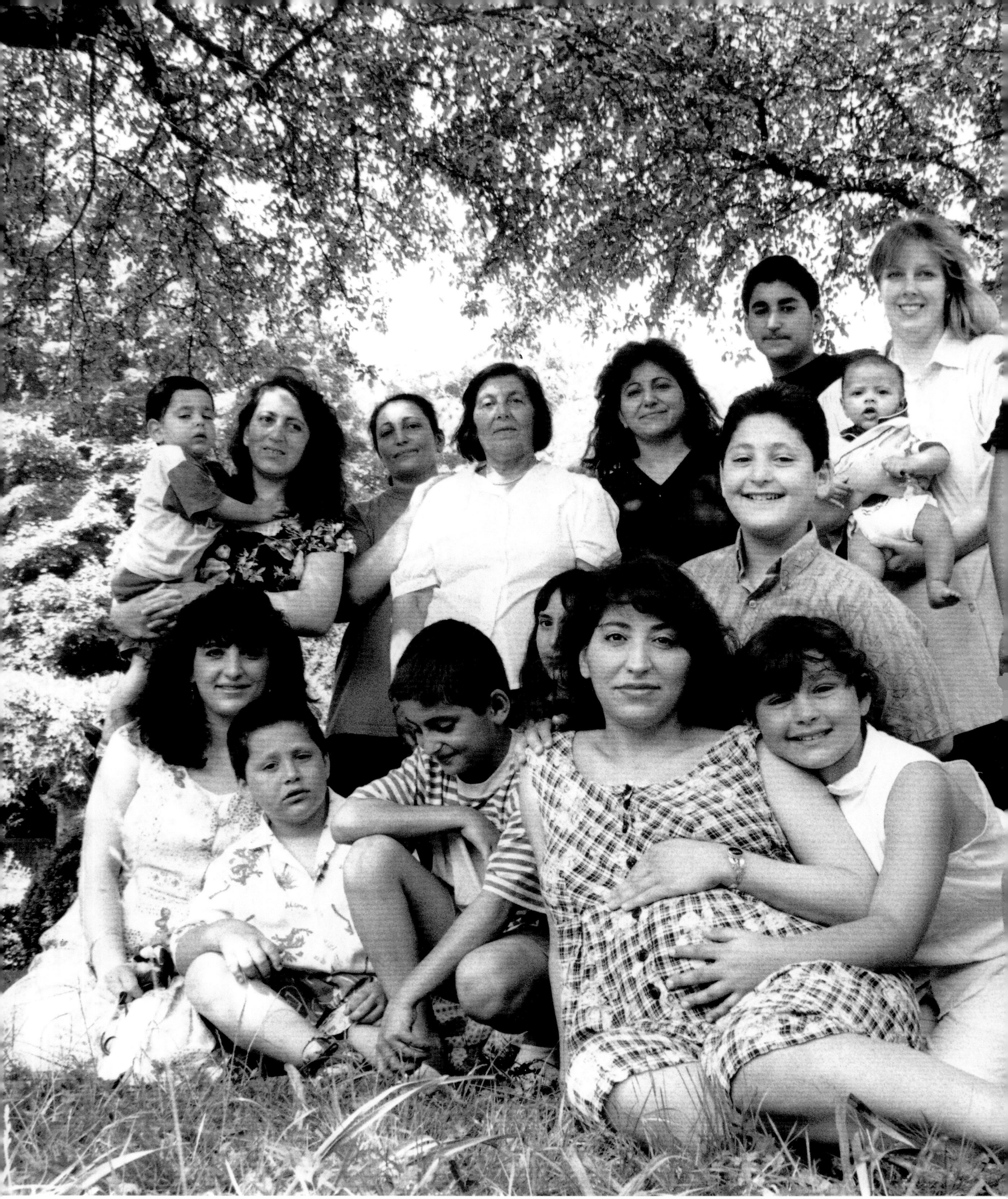

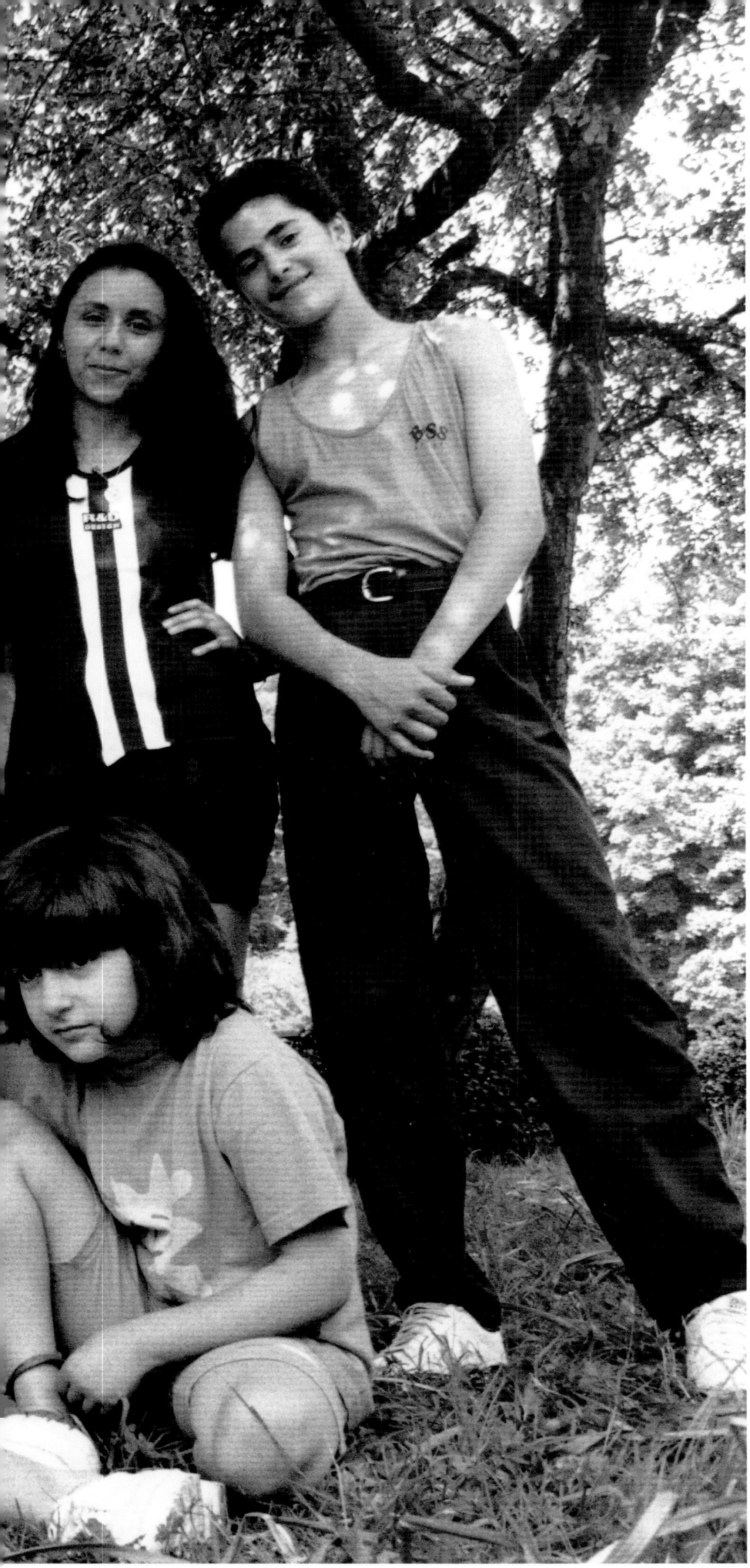

„Als jüngstes von sieben Geschwistern bekomme ich jetzt mein erstes Baby. 16 Nichten und Neffen haben mir geholfen, mich auf mein Baby einzustellen, und natürlich meine Freundin Gabi.“

Birgül, 27 Jahre, Zahnarzthelferin, verheiratet, 1. Kind

Renée Zucker

Nur schwanger

Neulich unterhielt ich mich mit meinem Nachbarn über eine Frau aus dem Kiez, die wir beide länger nicht gesehen hatten. „Ich erinnere mich noch genau daran, wie ich Diana zum ersten Mal wahrnahm", sagte Ralf versonnen. „Sie saß auf ihrem Fahrrad mit ihren blonden, dicken Locken und lachte und strahlte derart, daß ich gedacht habe, ein Engel fährt durch unsere Straßen. Erst viel später hab ich dann gemerkt, daß sie nur schwanger war."

Irgendwie interessant, diese Bemerkung. Nicht nur, daß Ralf dem Schwangersein dieses fast verächtliche Adverb vorausschickte - sein andächtiger Eindruck von Jenseitigkeit deckte sich auch mit meinem Bild von der etwa fünfzehn Jahre jüngeren Frau, die ungefähr zur gleichen Zeit schwanger war, als mein erwachsener Sohn aus dem Haus ging.

Wenn man sich also selbst kurz vor dem Klimakterium und dem sich direkt daran anschließenden Seniorenstadium wähnt, hat der Anblick einer jungen, prallen Frau in ihrer biologischen Blütezeit etwas durchaus Elektrisierendes, um nicht zu sagen, Hochspannungsgeladenes. Purer Neid schoß durch meine Adern angesichts ihrer glatten, rosigen Gesichtshaut, ihrer vollen, durchbluteten Lippen, ihrer selbstbewußten Kompaktheit, mit der sie stolz und gerade auf dem Sattel ihres Hollandrades thronte. (Ob Freud jemals über die völlige Abwesenheit von Penisneid während der Schwangerschaft nachgedacht hat?) „Warte nur ein Weilchen...", wollte es sich bitter unkend durch meine eher zusammengekniffenen Lippen pressen, aber nachdem der erste Schub von Mißgunst vorbei war, setzte sogleich die wehmütige Erinnerung an die eigenen Wochen ein, die so erfüllt von triumphierendem Stolz und blödem Glück waren; als ich, überwältigt von des Lebens und der eigenen Wunderhaftigkeit wie Weltherrscherin und große Mutter zugleich, wogend durch das herbstlich-dreckige Kreuzberg glitt, als ob nie eine vor mir und erst recht keine nach mir diesen Zustand erreicht hätte oder je erreichen würde. Und in ähnlicher Reihenfolge befallen mich die Gefühle beim Betrachten von Rebekka Kaufmanns Bildern mit all diesen unterschiedlichen Frauen und ihren gewiß sehr unterschiedlichen Wünschen und Vorstellungen.

Diese ersten Tage der Unsicherheit, wo man, wie es derzeit die aufdringlichen Vertreterinnen von Always Ultra als anachronistisches Verhalten rügen, „immer wieder dieses lästige Nachgucken" praktizierte, ob es denn auch wirklich und wahrhaftig stimmte, was der doch irgendwie unsicher und wackelig wirkende Ring in jenem putzigen Nachbau eines kleinen Chemielabors verheißen hatte. Als dann endgültig klar war, daß es wahr war, da begann ich wie aus heiterem Himmel zu nähen und zu stricken, obwohl ich weder nähen noch stricken konnte. So kann heute der Hund zum Schlafen zwischen immerhin drei schiefen 19 Jahre alten Flickendecken wählen.

Die allmählichen körperlichen Veränderungen gehen einher, aber nicht im gleichen Rhythmus, mit dem Bewußtsein, daß sich von nun an einiges ändern wird. Am Anfang ist alles Schwanken. Von „Welchen Mund wird es haben?" bis zu „Bin ich nun für immer gefangen?" reichen die Fragen. An dem Nachmittag, als ich erfuhr, daß ich schwanger war, schaute ich mir im Kino „Decamerone" an und erinnere seitdem für immer und ewig das traurige Gesicht Pasolinis, wie er als Maler vor einem unfertigen Triptychon steht und sagt: „Warum soll man ein Werk vollenden, wenn es doch viel schöner ist, davon zu träumen...". Als die wenigen Zuschauer herausschlendern, singt noch ganz lange Bob Dylan „Desolation Row" in den hellen, leeren Kinosaal.

Solange die körperlichen Veränderungen noch nicht sichtbar sind, wird alles Äußere zu verunsichernden Omen. Mit zunehmender Wölbung des Bauchs steigt dann die Sicherheit, die Kraft und die Herrlichkeit.

Anfangs war ich ständig müde. Wenn einem übel ist, sollte man Haselnüsse essen. Ein Nagel, in einen Apfel gesteckt und öfter abgeleckt, ist gut gegen Eisenmangel und ein zu niedriger Blutdruck in den ersten Monaten völlig normal. (Mit fortgeschrittenem Alter erweitert sich das medizinische Wissen dann um die Tatsache, daß dem Magnesium fehlt, wer nachts Wadenkrämpfe hat.) Die Literatur über alles, was mit der Mutterwerdung zu tun hat, wird wahllos verschlungen, wiederholt schaut man sich Lennart Nilssons Bilder der verschiedenen Stadien eines Embryos an - schon nach fünfeinhalb Wochen sind am amphibischen Wesen Augen zu erkennen, ein ganzes Gesicht zeigt es mit vier Monaten und lutscht sogar schon am Daumen, was doch krumme Zähne macht; nun kann es sich gegen die am Bauch liegende Hand bewegen, hier schon mehr als das mütterliche Herzklopfen hören.

Diese Sensation, eine huschende Bewegung auf dem Ultraschallmonitor wahrzunehmen - ist das der Kopf? Nein, das ist der Po, und hier sehen Sie das linke Ärmchen. Ach so. Aber so richtig verstanden hast du es eben doch nicht, wie sich später beim Herumzeigen und vergeblichen Erklären des Polaroidfotos herausstellt. Tagsüber und in wachen Momenten der Nacht sprichst du oft mit deinem Kind, lachst ihm zu, wenn es dir gut geht, beruhigst es, wenn du irritiert, wütend oder traurig bist und hast dabei immer noch kaum Worte für das, was so unbekümmert und gleichzeitig eigenständig und abhängig in dir heranwächst. Mit jeder Woche wird der Körper schwerer und die Seele leichter. Es ist so schön, so dick sein zu dürfen. So hemmungslos die gegensätzlichsten Gelüste und Launen empfinden und ihnen nachgeben zu können.

Erst Kirschkuchen, dann Bratwurst, Fischbrötchen und vielleicht noch eine Tüte Marshmallows? Einen Tag lang weinend lauter Heftchen lesen, in denen arme Holzfällertöchter erst reiche Grafen heiraten, dann verstoßen werden, um anschließend von deren Vettern wahlweise vergewaltigt oder gerettet zu werden und denken: Hart ist das Leben zu anderen, wie gut, daß ich so ein Glück gehabt habe. Andererseits kann eine Oper, in der eine stolze arme Zigeunerin - ledig mit Kind - in einer (noch nicht mal singenden!) Nebenrolle vorkommt, die verblüffendsten Identifikationen hervorrufen.

Mit so viel Innenleben außer sich sein, bei so viel erdendem Gewicht wie ein schwereloser Satellit um unbekannte Planeten kreisen, das soll der Schwangeren mal jemand nachmachen. Nicht einmal sie selbst wird nach der Geburt dazu noch in der Lage sein. Wer kann schon zu Konzerten mit einem eigenen Rolling Stone im Bauch gehen, dessen Herz wie ein kleiner Vogel flattert, der beim Tanzen kleine Saltos in seine Wasserwelt kreiselt, bei Vivaldi heiter mit den Flügeln wedelt und irgendwann hinter seinen geschlossenen Lidern Dinge sieht, an die wir uns später nur manchmal im Traum erinnern können, aber niemals, wenn wir wach sind.

In den neun Monaten der Schwangerschaft gibt es eine Zeit, ich weiß nicht mehr, ob es ein Augenblick, eine Woche oder ein Monat war, von der man wünscht, sie möge ewig anhalten und das Kind nie geboren werden, denn das bedeutet unwiderruflich das Ende dieses Zustandes von guter Hoffnung, zweifelsfreiem Glück und unantastbarer Würde.

Weil die Natur auch für die emotionalen Dinge eine Ordnung vorgesehen hat, folgt glücklicherweise auf diese mystisch-mythischen Verschmelzungsphantasien der ganz profane Wunsch nach Entlastung. Wir treten nun ein in die „Jetzt-würd'-ich-aber-ganz-gern-auch-mal-wieder-einen-engen-Rock-anziehen"-Phase, die zunächst von amüsierten bis zu immer verzweifelteren Gereiztheitsausbrüchen begleitet wird, in denen der einstmals schöne runde Bauch als hinderlich und äußerst lästig beschimpft bis gar verflucht wird. Diese ungastliche Stimmung nebst bedrohlicher Enge kann auch das Kind nicht lange ignorieren, insofern findet sehr bald eine Veränderung statt, die beide Protagonisten in ein neues Verhältnis zueinander stellt, obgleich sie auch immer mal wieder sehnsuchtsvoll an jene erste Zeit miteinander zurückdenken.

Diente ganz früher der Begriff „guter Hoffnung sein" eher der Scham, die Tatsachen der „anderen Umstände" nicht beim Namen nennen zu müssen, kommen die betroffenen Frauen heutzutage so offensiv als sexuelle Wesen daher, daß es einem schon fast wieder Angst machen kann.

Seit Madonna und Demi Moore den schwangeren Bauch der Schauspielerin titelbildfähig machten, übertreffen sich werdende Mütter in offensichtlich nicht mehr zu bremsender, offener Freude an der

Demonstration des privaten Glücks. Ob höchst unpraktisch, aber alternativ-dekorativ zwischen Herd und Gießkanne (S. 20) oder von der Romantik einer Niveacreme-Reklame wie in den herrlichen Romanen von Grafen und Holzfällertöchtern (S. 26), sie zeigen den Bauch gerne nackt, während den echten Komödiantinnen (S. 68) der tragische Aspekt (S. 24) ihrer Entscheidung durchaus nicht zu entgehen scheint. Ein Strindbergsches Drama (S. 38) ist ebenso möglich wie der große, epochale Roman einer Sippe (S. 130). Zum Fliegen brauchen Artisten keine Zirkuskuppel (S. 72) und oxydianisch-buddhistische Nonnen zum Zaubern keinen Tadsch Mahal (S. 108), aber mein allerliebstes Lieblingsbild zeigt eindeutig, wie unschuldige Hingabe und stille Ratlosigkeit gleichzeitig aus vier treuen Augenpaaren anrühren kann (S. 34).

Als ich meinem Nachbarn die Bilder zeige und ihn an seine Bemerkung über Diana erinnere, daß sie ja „nur schwanger" war, sagt er ganz empört: „Aber das meinte ich doch nicht abwertend, sondern bedauernd - wie schade, daß es so begrenzt ist."

Renée Zucker, geboren 1954 in Essen, lebt als Journalistin und freie Autorin in Berlin.

Die Autorin

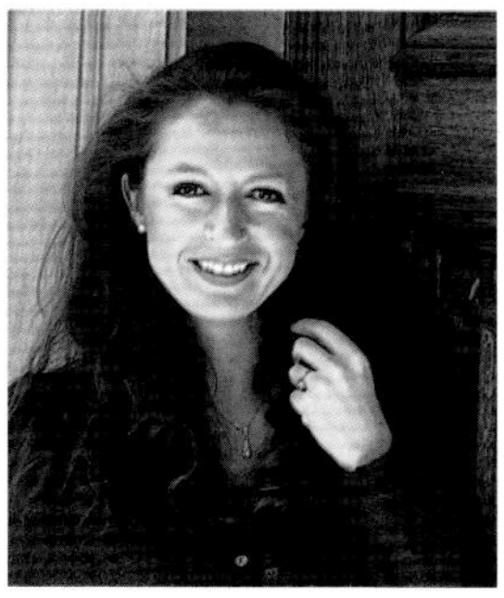

Rebekka Kaufmann wird am 14.1.1962 in Kleinmachnow bei Berlin geboren. Als Tochter eines Schriftstellers und einer Malerin lebt sie bis zum Ende der Schulzeit in ihrem Geburtsort. Ihre Liebe zur Malerei und Fotografie entdeckt sie bereits mit 14 Jahren, steht mal vor, mal hinter der Kamera und entscheidet sich, wie schon lange geplant, für eine Ausbildung zur Fotografin.

Nach ihrem Abschluß geht sie nach Berlin und wird als Fotoreporterin und Portraitfotografin beschäftigt. 1984 zieht sie in den Westteil der Stadt und arbeitet drei Jahre in einem großen, bekannten Portraitstudio. Während dieser Zeit experimentiert sie immer wieder nebenbei im Bereich der Modefotografie und bekommt ihre ersten Aufträge.

Mit 25 Jahren wird sie freiberuflich tätig für Presse, Mode und Film. Bei ihrer Arbeit lernt sie ihren Mann kennen und gründet ein Jahr später ihr Studio für Werbefotografie. Mit 27 Jahren bekommt sie Lara, ihr erstes Kind. Nach kurzer Pause arbeitet sie zusammen mit anderen Fotografen in ihrem Studio weiter und betreut Kunden für Beauty, People, Architekturfotografie und Stillife.

Mit 30 Jahren ist sie zum zweiten Mal schwanger. Zu diesem Zeitpunkt entsteht erstmalig der Gedanke, sich mit dem Thema zu beschäftigen, das sie gerade selbst betraf - die schwangere Frau. Nach der Geburt ihres Sohnes Leonard zieht sie sich vorübergehend aus dem aktiven Geschäftsleben zurück.

Der Gedanke, mit schwangeren Frauen zu sprechen und sie zu fotografieren, wird für Rebekka Kaufmann die neue Herausforderung. Es wird eine Arbeit für sie selbst - sie will ihren Sprung aus dem Geschäftsleben verstehen, der durch den Gedanken und das Gefühl in ihrer zweiten Schwangerschaft geprägt wird: „Einfach aus dem Bauch heraus!"

Heute führt sie ihr renommiertes Studio im Dachgeschoß ihres Wohnhauses in Berlin-Zehlendorf.